高龄者口腔诊疗室

[日] 户原玄 / 编著　　杨　凯 / 主审　　吕晓强　潘郁灵 / 译

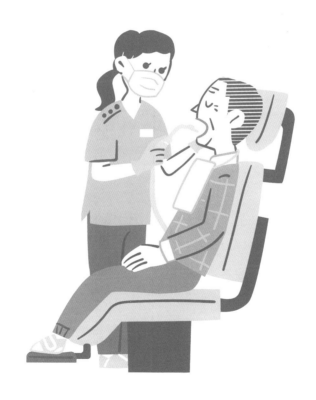

重庆出版集团 重庆出版社

The Journal of Dental Hygiene EXTRA ISSUE

Why? What do we do? Dentistry for the elderly starting from the dental clinic

Edited by Haruka Tohara. Copyright © 2020 Ishiyaku Publishers, Inc. Tokyo, Japan.

All rights reserved.

First original Japanese edition published by Ishiyaku Publishers, Inc. Tokyo, Japan.

Chinese (in simplified character only) translation rights arranged with Ishiyaku Publishers, Inc. Tokyo, Japan through CREEK & RIVER Co., Ltd. and CREEK & RIVER SHANGHAI Co., Ltd.

版贸核渝字（2021）第 045 号

图书在版编目（CIP）数据

高龄者口腔诊疗室 /（日）户原玄编著；吕晓强，潘郁灵译. —重庆：重庆出版社，2022.10

ISBN 978-7-229-17156-8

Ⅰ.①高…　Ⅱ.①户…　②吕…　③潘…　Ⅲ.①老年人—口腔—诊疗　Ⅳ.①R780.1

中国版本图书馆 CIP 数据核字（2022）第 183633 号

高龄者口腔诊疗室
GAOLINGZHE KOUQIANG ZHENLIAOSHI

[日]户原玄　编著　杨凯　主审　吕晓强　潘郁灵　译

责任编辑：陈　冲
责任校对：何建云
装帧设计：鹤鸟设计

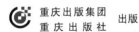

重庆出版集团　出版
重庆出版社

重庆市南岸区南滨路162号1幢　邮政编码：400061　http://www.cqph.com

重庆友源印务有限公司印刷

重庆出版集团图书发行有限公司发行

全国新华书店经销

开本：787mm×1092mm　1/16　印张：12　字数：180千
2023年1月第1版　2023年1月第1次印刷
ISBN 978-7-229-17156-8

定价：69.00元

如有印装质量问题,请向本集团图书发行有限公司调换：023-61520678

全国第七次人口普查数据显示，我国60岁及以上人口已达2.64亿，65岁及以上人口达1.91亿，分别占我国总人口的18.7%和13.5%，按国际标准衡量，我国已进入老年型社会。口腔是消化系统和呼吸系统的门户，对人体健康具有重要意义。由于老年人口腔各组织器官的功能日趋退化，大多数人受糖尿病、肝肾疾病、神经及肌肉退行性病变等全身疾病的困扰，以及生活方式和心理特征的改变，老年人的口腔疾病表现更加多样化和复杂化，老年人的口腔疾病在发生、发展和治疗上与年轻人的有许多不同。因此，如何针对老年人口腔疾病特点进行有效的防治和管理是新时代口腔医务工作者的重要任务和时代命题。

《高龄者口腔诊疗室》是一部有关老年人口腔健康管理的入门级科普读物，值得推荐给口腔医务工作者乃至没有任何专业背景的大众读者。对于口腔医务工作者，该书强调，在接诊老年口腔疾病患者时，不能仅从口腔因素考虑，还必须了解、评估和分析患者的全身疾病及用药情况、身体状况、营养状况、衰老变化、生活状态、身心功能、日常生活活动能力及心理状态等因素对口腔疾病的影响，将口腔疾病与老年综合征问题进行综合考虑。对于没有任何专业背景的大众读者，该书强调，老年人口腔疾病的病因常常不仅是单纯的口腔因素，与全身疾病及日常生活方式都密切相关，因此了解基本的口腔疾病知识，对于家中老人的口腔健康乃至生命健康都有重要意义。

该书通过两位漫画人物的对话模拟了15个常见老年人口腔诊疗场景，应用通俗易懂的语言，配上插图，直观解说如何应对老年人常见的龋齿、牙周病、口腔机能衰弱、种植牙不适等口腔问题，以及口腔医务工作者在面对有帕金森病、脑血管疾病、失智症及心理疾病问题的老年口腔疾病患者时如何进行诊疗。

该书不仅适用于口腔诊所，还适用于综合性医院和家庭。该书的出版有助于口腔医务工作者转变临床诊疗思维方式，为有特殊生理心理特点的老年口腔疾病患者量身制定适合的口腔健康管理方案、诊疗方法和护理指导，提升临床实践能力，提升医患沟通技巧；该书以场景模拟带来真实的临床指导，有助于读者沉着应对家中老人的口腔问题，及时发现老人的全身异常状况。

杨　凯

二级教授，博士生导师

重庆医科大学附属第一医院

2022 年 10 月 10 日于重庆

原版序言
当遇到前来就诊的高龄患者时

试一试！ ▸▸▸

Q 当遇到照片中的高龄患者前来就诊时，我们应该如何应对呢？

我最近老是吃不下东西，请您帮忙看看。

A --

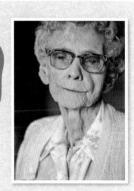

　　想必在大多数情况下，医生都不疑有他，觉得"既然来了口腔科，想必就是牙齿的问题了"，于是告诉患者"请张开嘴巴"后就开始检查口腔。但是，对于高龄患者，医生在问诊时切不可如此轻率，必须要详细询问其血压情况、疾病史、过敏史、用药情况等，以此作为后续治疗的病历信息。当然，并非所有的患者都需要进行全面检查，但这是作为医生必不可少的临床思维。部分患者的真正病因需要进行全面检查后才能明确。此外，大部分患者的主诉症状并非都由单纯的口腔问题所致。

　　让我们再仔细看看这张图片，如果认真观察患者的脸部和颈部，我们就不难看出这是一个非常瘦弱的老人。注意到这一点后，我们就应该想到先询问患者的身高和体重，他是一直这么瘦，还是最近一段时间才突然消瘦。大多数情况下，医生会在治疗前进行问诊，通过问诊了解患者的用药情况，如果发现患者近期服用了一些可能引起食欲不振的药物，就须进一步询问"请问您是在服用药物后不久就发现自己吃不下东西吗？"如果再进一步询问患者的饮食情况，并得到"我没什么食欲，所以这几个月都只吃面"的回复，我们自然就会联想到营养不均衡的问题了。复诊时观察患者的状态，如果我们发现对方依旧"没什么精神"，甚至"更消瘦了"，那么患者就有患上其他疾病的可能了。

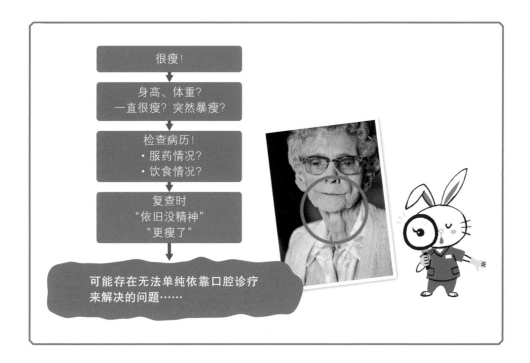

很瘦！

↓

身高、体重？
一直很瘦？突然暴瘦？

↓

检查病历！
· 服药情况？
· 饮食情况？

↓

复查时
"依旧没精神"
"更瘦了"

↓

可能存在无法单纯依靠口腔诊疗来解决的问题……

许多读者可能也和笔者一样，对长期卧床或残障人士的口腔诊疗知识有一定的了解，却没有什么机会接受关于如何改善患者生活质量的临床教育。考虑到一般人群口腔诊疗方面的专业书籍已大量出版，本书便不再赘述。本书主要介绍在面对高龄患者时，一般口腔诊所的口腔医师、口腔卫生士①、口腔护士应当着重注意的问题。

户原玄
2020 年 11 月

---

① 译者注：口腔卫生士是毕业于受认可的口腔卫生专业，通过临床服务、教育、咨询规划以及评估等方式对就诊人员进行口腔健康指导，并为患者提供一定的口腔疾病诊治，帮助人们维持口腔健康的专业人员。

哪位看起来更健康？

我们一起来做个小练习吧，下图中是两位老年男性，A先生与B先生，请问哪位看起来更健康呢？

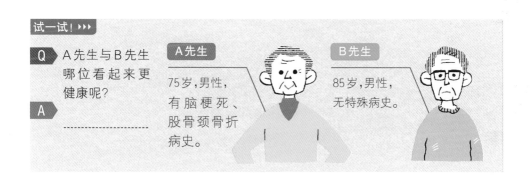

试一试！▶▶▶

Q A先生与B先生哪位看起来更健康呢？

A ----------------------

A先生
75岁，男性，有脑梗死、股骨颈骨折病史。

B先生
85岁，男性，无特殊病史。

A先生是一位75岁的老人，有过脑梗死和股骨颈骨折病史。说到脑梗死，大部分人可能都会忍不住先入为主地认为："这个老人身患疾病啊"，"会不会出现肢体偏瘫或肌肤麻木症状"，"拔牙的时候一定要小心了"，或"他的腿脚是不是不太好"。相比之下，B先生虽然已经85岁了，但鉴于"男性，无特殊病史"的表述，大多数人可能都会认为这是一位无需特殊关注的老人。这种情况十分常见，我们在接诊患者的时候，绝不能被年龄和疾病等因素限制了自己的思维。

虽然A先生的病史显示他曾患过脑梗死，但并没有说他有过任何明显的后遗症。如果在询问他本人后，得知他是一位滑雪爱好者，骨折也是在某次滑雪的过程中出现的意外，那么我们便不难推

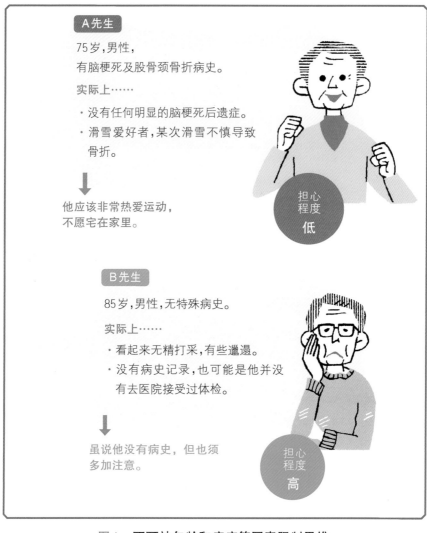

A先生

75岁,男性,
有脑梗死及股骨颈骨折病史。

实际上……

·没有任何明显的脑梗死后遗症。
·滑雪爱好者,某次滑雪不慎导致
  骨折。

他应该非常热爱运动,
不愿宅在家里。

担心
程度
低

B先生

85岁,男性,无特殊病史。

实际上……

·看起来无精打采,有些邋遢。
·没有病史记录,也可能是他并没
  有去医院接受过体检。

虽说他没有病史,但也须
多加注意。

担心
程度
高

图1 不可被年龄和疾病等因素限制思维

测,他可能是一位非常热爱运动,不愿宅在家里的人。反观B先生,虽然他没有特殊病史,但他看起来无精打采,仔细观察我们便会发现,他看起来有些邋遢,之所以没有病史记录,也可能是他并没有去医院接受过体检(图1)。

如果我们将A先生和B先生的情况对调,会出现什么情况呢?假设A先生今年85岁了,且没有任何特殊病史,那么我们就无须太过担心他的身体情况了吧?与此相对,假设B先生今年75岁了,曾患过脑梗死和股骨颈骨折，看起来比实际年龄大，无精打采的，虽然没有表现出明显的偏瘫及肌肤麻木症状，但似乎存在一些影响正常生活的后遗症。我们不仅担心这样的身体状况会给他造成生活上的不便，也不禁怀疑他患有失智症。如果在询问骨折的原因后得知这是某次轻微跌倒导致的，我们就可以推测出他平时不经常运动，骨质疏松较严重。

了解衰老、废用综合征、疾病间的平衡

在此，我想对上文内容作一个简要的总结：导致老年人身体机能衰退的主要原因，大致可分为衰老、废用和疾病（表1）。

表1　容易导致老年人身体机能衰退的因素

衰老	生物学年龄过大	
废用综合征	机体不活动,导致身体肌肉、精神认知及社交等多方面功能的衰退	
疾病	对机体功能影响较大的疾病	例如:高血压、心脏病、肾病、肝病等
	对生活功能影响较大的疾病	例如:脑血管疾病、帕金森病、失智症等

衰老指的是随年龄的增长而产生的器官老化及其功能减退的生理性变化，一般是指生物学年龄过大。废用综合征指的是由于机体不活动状态而产生的继发性障碍，如身体肌肉、精神认知及社交等多方面功能的衰退。导致老年人身体机能衰退的疾病有很多，主要分为两类：一类是高血压、心脏病、肾病、肝病等对机体功能影响较大的疾病，一类是脑血管疾病、帕金森病、失智症等对生活功能影响较大的疾病。

在观察患者的时候，我们一定要对患者可能存在的疾病风险进行精准预测，即便我们未必每次都能正确评估（图2）。

上文中的A先生已经75岁了，但在他的身上我们几乎看不到废用的情况，虽然有脑梗死病史，但这一疾病几乎没有对他的生活产生影响，所以从平衡角度来看他大致就是图1中所示的样子。相比之下，B先生今年已经85岁，机体衰老情况自是不必说了，但其他各方面的废用情况也不容忽视。就问诊结果来看，虽然没有提及既往病史，但也不排除其体内存在一些潜在疾病。如果能进行更详细的考量，自然是最理想不过的事情，不过能从这些方面注意到患者的状态，已经是一个很大的进步了。

接下来，我们再来假设有这么两位帕金森病患者（图2）。C先生是一位患有帕金森病的60岁男性，身体轻微发颤，但能够正常行走，大概就是图2中所示的样子。D先生与C先生同龄，且患有同样的疾病，但D先生几乎无法行走，与C先生的状态截然不同。

可见，我们不能被实际年龄或疾病等因素限制住自己的思维，而应该认真思考患者的真实情况，更重要的是要在患者就诊后时刻

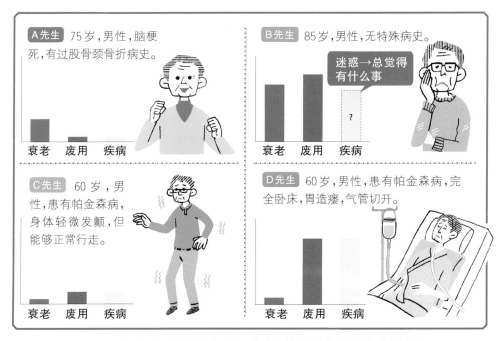

图2　衰老、废用、疾病间的平衡（柱状图越高代表风险越大）

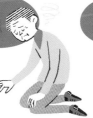

大都患有可能影响身体健康的疾病

· 恶性肿瘤(癌症)
· 心脏病(心律失常、心绞痛等)
· 呼吸系统疾病[肺炎、慢性阻塞性肺病(COPD)等]
· 肾脏疾病(肾衰竭等)
· 肝脏疾病(肝硬化等)
· 代谢性疾病(糖尿病等)
· 内分泌失调(甲状腺功能减退症等)

大都患有可能影响日常生活活动能力的疾病

· 脑血管疾病
· 废用综合征(如长期治疗后)
· 神经系统疾病(帕金森病等)
· 骨关节疾病(类风湿性关节炎等)
· 失智症(阿尔茨海默病等)
· 外伤(骨折、头部创伤等)

大都过量服用药物

· 抗精神病药物导致口干及锥体外系症状
· 抗惊厥药物导致牙龈增生,意识水平和肌肉力量降低

生活环境大都不太优越

· 就诊时可能会穿比较好的衣服,但实际的经济状况或生活条件不会太优越
· 不了解自己能使用哪些看护服务

图3　老年人常见疾病及状态

关注其生活方面的变化。图3中所述的内容希望大家都能关注。

不能放过任何变化

在评估老年人的状况是否发生改变时,需要具备一定的临床经验,我们可以从以下几个大方面入手(图4)。

首先,我们应关注患者此刻是否处于"正常"状态。这个"正常"指的不仅是口腔健康，还包括患者的身体状况和生活状态，所以我们应站在一个更高的角度观察。如果认为患者在未来的一段时期还能维持正常生活，那就暂时只采取基本的口腔治疗和预防措施即可。

与此相反，若患者此刻的状态"不正常"，我们就要深入思考"不正常的具体情况""一直都不正常吗""是突然变得不正常吗"。不过，即使患者目前还是"正常"状态，我们也不排除他将来会变得"不正常"。无论如何，我们要关注的都不只是单纯的口腔状况，还应重视患者的身体健康状况、日常生活活动能力、药物使用情况、营养状况和生活状态等，患者"不正常"的诱因绝不会只有一个。对于刚工作的口腔医务工作者来说，刚开始可能会觉得有些困难，但只要努力观察、认真思考，就一定会逐步掌握其中的诀窍。

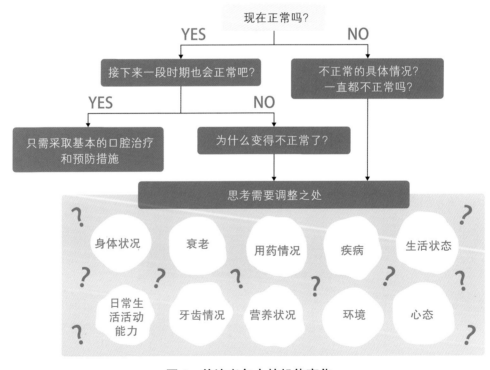

图4　关注老年人的机体变化

结　语

　　在上文中，我对应该如何接诊老年患者的问题做了一个简单的介绍。虽然这些都是概念性知识，但由此可见，高龄口腔科的工作并不只停留在为老年人提供口腔治疗方面，还应识别与口腔相关的潜在问题，预测和防止今后可能出现的问题，并在将来他们身体各方面机能下降时，除了为他们提供安全保障外，也能尽量为他们的舒适生活保驾护航。即使是普通的口腔诊所或者门诊患者，也可能身患隐匿性疾病。只要口腔医务工作者稍微用心一点，相信就能有很多新发现。

　　衷心希望各位口腔医务工作者在读完本书后，能够转变临床诊疗思维方式，善于发现并关注问题的本质，从而给予老年人更多更好的帮助。

目录

医生妹妹

拥有三年从业经验的口腔卫生士,喜欢接待老年患者,对高龄口腔科很感兴趣。

一起来学习吧!

兔子医生

一个神秘的口腔卫生士,非常了解高龄口腔科,深得老年人的信赖。

1

1 龋齿

须佐千明

E先生

86岁,男性,2年前有过脑梗死,患有高血压、糖尿病、心房颤动。

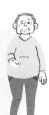

我治疗了很多次,但龋齿总是无法根治,感觉看牙医也没有太大意义了。

 E先生每次来治疗,我都会发现一些新的龋齿。最近他"感觉看牙医也没有太大意义了",所以来治疗的频率也下降了,我该怎么办呢?

 E先生的口腔是什么情况?

 他有一些根面龋,齿颈部和嵌体的边缘下方也有龋坏。长此以往,牙冠折断情况会越来越严重,最终将只留下残根。

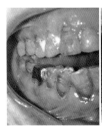 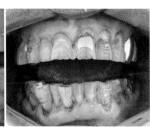 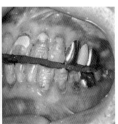

E先生的口腔情况

 这还真是老年人常见的口腔状态呢,随着年龄的增长,龋齿的风险也会增加。让我们一起来看看吧。

牙周病、龋齿引发的牙齿脱落和口腔干燥症等，是老年人常见的口腔问题。此外，根面龋、牙齿磨耗、牙齿断裂以及由此产生的根尖牙周炎在老年人中也很常见。

随着年龄的增长，第二、第三期牙本质开始增加，牙髓腔内的牙髓开始出现钙化，牙髓腔逐渐变窄[1]。于是，牙髓结构开始改变，即便出现龋坏，患者也大多没有痛感。一般而言，牙冠折断前是很难让人有所察觉的[2]（图1）。牙齿龋坏从嵌体边缘下方开始蔓延，等人有所察觉时，牙冠已经脱落，只留下了残根。

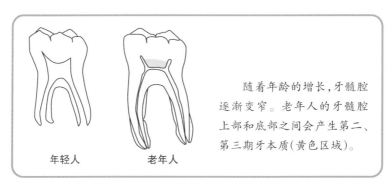

随着年龄的增长，牙髓腔逐渐变窄。老年人的牙髓腔上部和底部之间会产生第二、第三期牙本质（黄色区域）。

年轻人　　老年人

图1　年轻人和老年人牙髓腔的形态变化

牙齿缺失还会导致难以清洁的牙齿区域扩大，而义齿卡环和桥体下牙床牙菌斑的增加又会导致龋齿继续恶化，进而引起牙周病。

老年人根面龋的产生原因及应对措施

原来如此！所以，我们要根据人体衰老引起的机能改变情况对症下药啊。E先生的根面龋比较严重，那么这跟牙冠部的龋坏有什么不同呢？

根面龋除了受到牙冠龋坏的影响外，牙龈退缩也是一个主要的原因。让我们一起基于原因探讨一下预防措施吧！

根面龋是指出现在因牙龈退缩或牙周附着丧失导致的外露根面的龋坏，老年人的发病率高达44%～89%。有报告显示，根面龋的发病率和龋齿的数量会随着年龄的增长而增加[3]。

通过改变三因素环（图2）中的菌群、宿主和饮食结构等风险因素，可以达到预防牙冠龋坏的效果。不过除了这三个因素外，牙龈退缩也是根面龋产生的一个主要风险因素（图3）[4]。

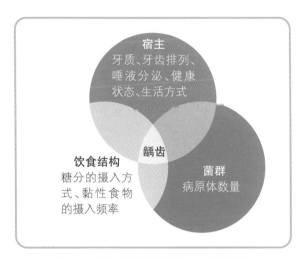

图2　龋齿的风险因素（三因素环）

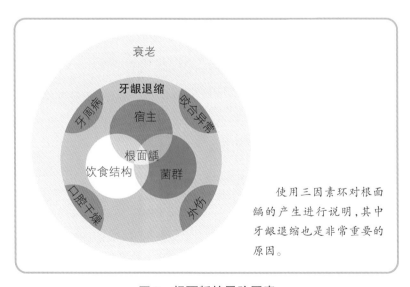

使用三因素环对根面龋的产生进行说明，其中牙龈退缩也是非常重要的原因。

图3　根面龋的风险因素

想要预防根面龋，除了一般的防龋措施外，还需要针对牙周病、口腔干燥症、咬合异常、外伤（刷牙用力过度）等可能导致牙龈退缩的风险因素采取相应措施。除此之外，在进行专业牙齿清洁（PMTC）、涂氟操作前，或在牙齿、填充物、义齿表面有尖锐部分或粗糙部分的情况下，进行牙齿抛光要加倍小心。此外，修复缺陷嵌体、纠正咬合异常和治疗口腔干燥症等，也是预防根面龋的必要手段。

老年人口腔干燥症的原因及应对措施

 PMTC和涂氟是预防龋齿的基础，我们一直都在做……

 E先生的口腔是湿润的，还是干燥的？

 他的唾液量非常少，口腔内比较干燥。

 那可能就和老年人特有的口腔干燥症有关了！

随着年龄的增长，人体的唾液腺会出现萎缩或功能下降等问题，导致唾液分泌减少。此外，全身疾病和药物副作用也可能引发口腔干燥症[5]（表1）。研究表明，由药物引起的口舌干燥往往与服药过多有关，老年人大多患有一种或多种慢性疾病，需要长期服药。所以，口腔干燥症与全身疾病、药物副作用和衰老等因素有直接的关系（图4）。

表1　老年人口腔干燥症的产生原因

唾液腺功能障碍	·干燥综合征	·头颈部的放射线照射	
神经源性或药物原因	·自主神经衰弱 ·药物副作用	·压力过大 ·中枢神经系统病变	
全身性或代谢性疾病	·糖尿病	·甲状腺疾病	·肾脏疾病

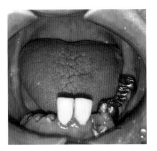

口腔干燥症、牙菌斑控制不佳，都可能引
发齿颈部龋坏，继而造成多处牙冠折断。

图4　口腔干燥症的口腔内部

口腔干燥症的治疗

当唾液分泌减少是由干燥综合征等疾病引起时，须针对病因进行治疗。若唾液分泌减少是药物的副作用，应询问医生是否可更换药物或减少剂量。有报道称，中药（五苓散、白虎加人参汤等）可有效改善口腔干燥症[5]。

虽然口腔干燥症很难治愈，但及时采取措施缓解症状是非常有必要的。在口腔干燥症的自我护理方面，患者可以自行按摩唾液腺[6]（图5）和使用保湿剂[5, 7]（表2）。

按摩腮腺	按摩颌下腺	按摩舌下腺
用手指按压腮腺咀嚼肌区，慢慢地划圈并向前移动，重复10次。	用大拇指在颌下三角区的五个部位从后往前轻推，重复5次。	将左右手的拇指放在舌下腺（体表投影区），就像在推动舌头一样向上推，重复10次。

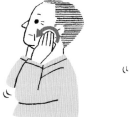

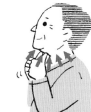

腮腺

颌下腺　舌下腺

图5　按摩唾液腺

表2 保湿剂的选用

保湿剂的种类	啫喱	喷雾	漱口水
使用方法	均匀涂在整个口腔黏膜上	在口腔中喷数次	每天漱口数次
特点	·作用时间较长 ·可用于治疗严重口腔干燥症 ·有黏性,可能会粘在口中	·作用时间较短 ·可用于治疗中度口腔干燥症	·刺激小 ·可用于治疗轻度口腔干燥症

老年人口腔功能低下导致的口腔卫生状况恶化及应对措施

 E先生很喜欢做唾液腺按摩。但无论我如何纠正他的刷牙方式,也看不到他的口腔卫生状况有显著的改善,刷牙真的有用吗?

 当前最重要的是解决E先生的牙菌斑恶化问题,他牙菌斑恶化的原因很可能是口腔功能低下。

 咦,还有其他原因吗?

 别看小小的一个口腔,里面可隐藏着很多学问哦。接下来,我们分析下E先生的健康状况和生活方式吧!

　　如果存在舌头和脸颊运动障碍,食物残渣就会更容易留在牙间隙。类似E先生这样有脑梗死病史的患者,可能会出现嘴唇无力和面部偏瘫,所以食物残渣会更容易留在牙间隙。除此之外,他们还会出现嘴角溢液等问题,漱口不充分也会进一步加重食物残留问题。

口腔卫生状况差也可能是因为患者认知能力低下，导致较少或没有进行口腔护理。类风湿性关节炎、帕金森病①或偏瘫患者也有可能因为手部活动受限而无法充分清洁牙齿。

答案 右上颌牙间隙容易残留食物残渣，基于脑梗死病史考虑，这可能是右侧嘴唇活动无力造成的。

思考应对措施!

● 刷牙姿势

对于握力太弱、无法握住牙刷的患者，可以将牙刷柄加粗（如使用橡胶管），以便牙刷更易于抓握（图6）。像E先生这样因偏瘫导致手部活动不方便的患者，可以考虑使用电动牙刷。如果自己无法刷干净，也可以寻求家人或看护人员的帮助。

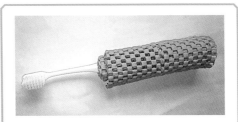

用市面上销售的防滑垫包裹牙刷，改造后的粗柄更易于抓握。

图6　为握力不足的患者设计的粗柄牙刷

---

① 帕金森病的常见症状有震颤、运动迟缓、肌肉强直、姿势平衡障碍等。

此外，视力不佳可能会让患者看不清口腔的情况，导致牙齿清洁不到位。在接诊这些患者时，可以告诉他们牙菌斑和牙石堆积的部位，并当场指导他们刷一次牙，让他们体验一下牙刷在牙齿上的感觉。

下肢功能减退的患者若站立刷牙，可能会因无法站立太久，而致刷牙时间不足，导致牙齿清洁不到位。因此，可以建议他们在盥洗室放一把椅子，或坐在餐桌前刷牙（准备一个漱口盆或脸盆用于漱口）。

● 饮食方面

不良饮食习惯也是导致龋齿的一个风险因素。觉得做饭很麻烦的独居老人，或是因疾病导致行动不便的老人，他们可能会准备一些易于拿取的即食糕点或袋装糕点，但老年人频繁摄入这些甜食很容易引发龋齿。

口舌干燥的老年人会频繁舔食糖果，这也是引发龋齿的一个重要因素。若是生活方式导致的龋齿，就需要根据患者的具体情况，让家庭成员或护理人员共同参与老人口腔健康的维护。

结　语

在上文中，我们了解了老年人预防龋齿的重点在于发病率较高的根面龋。进行PMTC和刷牙指导固然重要，但我们也要将目光从口腔扩展到患者的全身疾病和生活方式上，以确定可能导致龋齿的风险因素，并正确应对。

口腔卫生状况的变化，其实也是患者生活方式及健康状况变化的一种体现。我们应该时刻意识到，口腔医务工作者的工作不单单是治疗口腔疾病，还可以为被其他生活问题所困扰的老年患者提供帮助。

参考文献

［1］古澤成博. 根面う蝕から考える高齢者の歯内療法. 日歯保存誌, 2019, 62: 99–102.

［2］渡辺郁馬. 老年者の歯髄の加齢変化とその治癒. 老年歯学, 1999, 13: 157–65.

［3］眞木吉信, 杉原直樹. 歯根面う蝕の基礎知識. 眞木吉信・他編著. 歯根面う蝕の診断・治療・予防. 医学情報社, 2004, 15–18.

［4］眞木吉信. 歯根面う蝕の予防とコントロール. 眞木吉信・他編著. 歯根面う蝕の診断・治療・予防. 医学情報社, 2004, 34.

［5］伊藤加代子, 井上誠. 口腔乾燥症の基本的な診査・診断と治療. 老年歯学, 2017, 32: 305–309.

［6］徳間みづほ. 唾液腺マッサージの実際. 老年歯医, 2006, 20: 356–361.

［7］藤岡香代子. りんしょう 急性期病院における口腔保湿剤の選択. デンタルハイジーン, 2018, 38: 958–960.

牙周病

下平刚·畑佐将宏·片桐沙椰香

F先生

男性,70多岁,退休,生活不规律,独居。

我按要求刷牙了,但牙龈还是肿了。我已经没有刷牙的动力了。

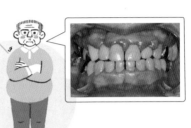

 (F先生的牙齿上又长满牙菌斑了,看样子他没有好好刷牙,牙龈也肿了。可我不久前才给他做了刷牙指导……是我指导得不够好吗?这次我还是从刷牙开始教他吧……) F先生,我们再学一次怎么刷牙吧……

 停! 停!

 咦? F先生没有把牙齿刷干净,所以我想再指导一下。"在确认口腔状况的同时进行刷牙指导"不是基本做法吗?

 你了解F先生刷不干净牙齿的真正原因吗?

 ……难道不是因为我没有教好吗?

 不只是这一点,更重要的是要了解他刷不干净牙齿的原因,并在此基础上采取相应措施。那么我们就从问诊开始,找出他"没有好好刷牙"的原因吧!

 进行刷牙指导,还要问诊?! 那我应该怎么问呢(哭)?

F先生很固执，虽然已经接受过很多次指导，但他就是不愿意改变自己的刷牙方式，所以牙菌斑总是无法清除干净，牙周病自然难以改善。那么，我们应该如何应对这样的患者呢？

首先，我们应在指导前详细了解老年人的常见问题。老年人的身体状况与年轻人不同，他们大都患有一种或多种常见慢性疾病，日常需要服用多种药物。而用于治疗高血压的钙通道阻滞剂、用于抑制癫痫的苯妥英以及器官移植和自身免疫性疾病都会使用到的环孢素等药物，都有引起牙龈增生的副作用，所以一定要先了解清楚患者的用药史。

其次，全身疾病本身也会导致牙菌斑形成和加重牙周病。例如，类风湿性关节炎患者的手关节活动障碍会造成刷牙困难，从而导致牙菌斑沉积。牙龈增生也可能是急性白血病的症状之一，也应予以重视。

此外，有研究表明，全身疾病与牙周病之间可能存在密切关联，特别是糖尿病与牙周病密切相关、相互影响。曾有人做过试验，通过饮食疗法、口服降糖药和注射胰岛素等方法对 2 型糖尿病患者进行血糖控制，在治疗后的第 2 个月和第 6 个月，分别对他们的牙周情况进行检查，结果显示：血糖控制不好的受试者探诊出血（Bleeding On Probing，BOP）的情况更明显 [1]（图 1）。因此，对于牙周病加重的原因，不能排除其根源为血糖控制不佳。

可见，我们首先要做的应该是通过仔细问诊了解患者"有什么困难吗""为什么无法改变刷牙方式呢"以及"真正的原因是什么"（表 1）。

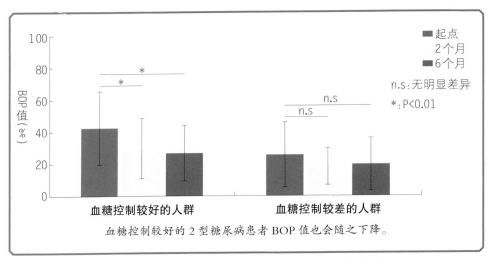

血糖控制较好的 2 型糖尿病患者 BOP 值也会随之下降。

图1　2型糖尿病患者血糖控制效果对 BOP 值的影响

表1　日常问诊内容一览表

项目	注意事项
服药史	·抗血小板药物、抗凝血剂、治疗(预防)骨质疏松症的药物 ·引起口腔不良反应(牙龈增生、口腔溃疡)的药物
疾病治疗史	·循环系统疾病或其他内科疾病(包括只在附近内科诊室进行过诊疗的疾病) ·整形外科相关诊疗情况
血液检查报告异常情况	·近期的检查报告中是否有异常指标
过敏史	·是否有过敏性休克病史 ·口腔诊疗时经常使用相关材料(麻醉剂、乳胶、酒精、金属、抗菌药/消炎药等)
生活情况	·是否有人照顾 ·是否独居
家族史	·须确认遗传性疾病

小贴士

从正在服用的药物中也可以获取到患者不愿意或无法诉之于口的疾病情况。

原来如此。所以，在进行刷牙指导前，我们要先考虑患者的具体情况。

 是的。据说F先生患有高血压，所以他一直在服用内科诊室给他开的钙通道阻滞剂。了解到这一点后，我们再看看他的口腔情况。

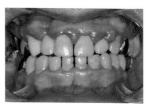

 牙龈增生很可能是药物的副作用所致。

F先生的口腔内部照片

 你教的刷牙方式根本无法改善F先生的牙龈增生问题，他担心牙龈出血，所以又改回了自己原先的刷牙方式。

 原来是这样啊……从现在起，我要在了解患者情况的前提下，思考他们出现不正确刷牙方式的原因！

 是的，这样才对！

老年人牙周病的临床观察和评估

 我已经检查了F先生的口腔，他看起来只有牙龈增生问题。

 你主要检查了哪些方面？

 哦，他没有牙周袋。

 千万不可这么马虎！记得要同时检查一下他是否存在龋病及牙周病风险。现在，跟着我一起来确认一遍吧。

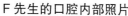 好的，拜托了！

牙周组织

慢性龋病和牙周病大多难以自我发现，应尤其重视。口腔 BOP 值可以作为判断牙周袋炎症活跃性的一个重要指标（图 2）。牙周袋的内壁和底部如果发生炎症，牙龈就会变得很脆弱，因此无法抵御探针的压力而出血。

炎症类型 BOP 情况	严重炎症	轻微炎症
出血量	多量	少量
出血时间	立即	几秒后

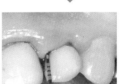
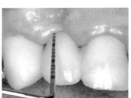

图 2　重视 BOP

口腔探诊主要是探测牙周袋深度（Probing Pocket Depth，PPD）和 BOP 两个项目，同时探查常规检查中难以发现的龈下牙石和牙菌斑沉积情况（图 3）。

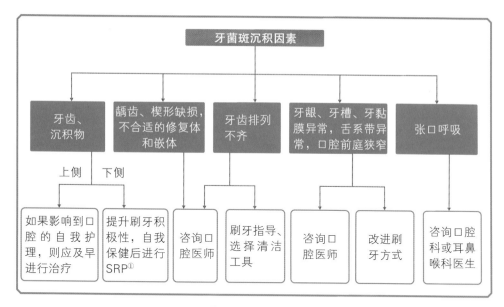

图3　牙菌斑沉积因素及应对措施

唾液分泌

唾液分泌减少会导致舌头和口腔黏膜出现异常，可能会导致口臭或味觉障碍。不仅如此，唾液分泌减少还会降低口腔的自我清洁能力，导致牙菌斑和牙石堆积，继而引发牙龈炎。

唾液分泌会随着年龄的增长而减少，更值得注意的是老年人因药物副作用而导致的唾液分泌减少。如果在观察患者的口腔后发现他们的口腔干燥症有突然加重的趋势，就应该确认药物使用是否发生了改变。

义齿或嵌体

牙齿和牙龈状况的变化，可能导致义齿或原有嵌体难以密合。如果放任不管，患者可能会出现口腔受损、义齿与黏膜间细菌滋生等问题。口腔中的嵌体下方容易出现龋坏，所以在治疗过程中一定不能放过任何细微的变化。

---

① 龈下刮治和根面平整。

牙菌斑控制

控制牙菌斑的形成是保证牙周病治疗成功的一个基本要素，但我们不要被牙菌斑控制值（PCR）所迷惑，而应关注牙菌斑的改善率和牙刷刷不干净的口腔部位。现在就迈出第一步吧！

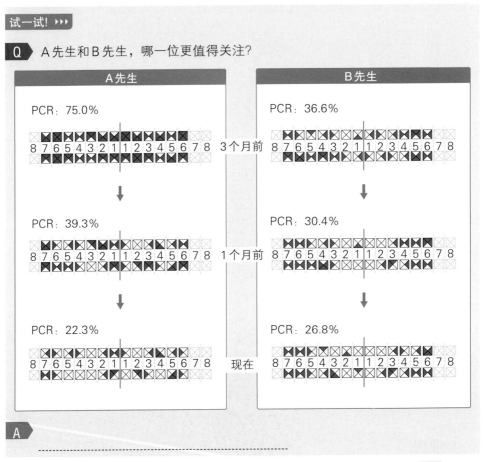

从这个例子可以看出，3个月前A先生的PCR高于B先生，但B先生在牙菌斑控制方面并没有太大的改善，而且每次都是同一个部位清洁不到位。也就是说，与A先生相比，B先生的刷牙方式出于某种原因一直没有得到改善。那么我们就应该根据患者的生活状态、刷牙的改善趋势以及牙菌斑沉积因素等诸多要素来对口腔风险进行综合评估。

这种黏膜一定要予以重视！！

口腔黏膜疾病的发病率随着年龄的增长而增加，但由于大多数口腔黏膜疾病属于鉴别诊断疾病（从外观上很难区分的疾病），所以很难进行诊断。曾有一个口腔炎患者提出"我可能患了癌症"，我们也有同样的怀疑，但经检查后他只是患了普通的口腔炎。而一些正在进行口腔治疗的患者实际上已经出现恶性病变（癌症）了，但恶性病情被大家忽视了，在极端情况下这种恶性病变甚至会引起患者死亡。

口腔黏膜疾病很难单纯从外观上做出判断，我们应该时刻保持警惕，看到可疑之处应及时深入检查确认（图4）。

恶性肿瘤（癌症）

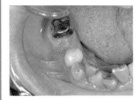

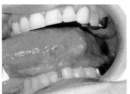

下颌牙龈癌　　　　　　舌癌

危险程度高的口腔黏膜疾病

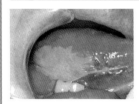

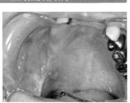

口腔白斑　　　　　　　口腔红斑
（癌变率约10%）　　　（癌变率约50%）

须引起重视的口腔黏膜疾病

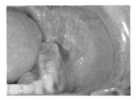

扁平苔藓（确切原因不明，但要注意偶尔会出现癌变）

小贴士

"擅自下定论"是最危险的做法。只要觉得有任何异常之处，就应与患者的责任牙医联系，询问具体的进展情况。

（供图者：东京医科齿科大学道泰之先生）

图4　这些口腔黏膜疾病一定要予以重视！

要进入指导阶段了！我该怎么做呢？

 指导过程中要注意三要素，让我来依次说明吧。

> ◆ 建立友好的信任关系
> ◆ 让患者实际感受
> ◆ 操作越简单越好

建立友好的信任关系

建立友好的信任关系（图5）是最重要的一点，而且这并不限于老年人。如果无法与患者建立起友好的信任关系，那么任何指导或治疗都无法顺利展开。相反，建立起友好的信任关系，一切指导和治疗都会变得更顺利。

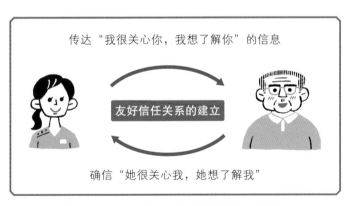

图5　友好信任关系是进行指导的基础

《心理咨询词典》中提到，只有当对方确信自己受到重视和理解时，信任关系才真正建立起来了[2]。换言之，想要建立起与患者之间的友好信任关系，就要积极传达"我很关心你，我想了解你"的信息。为此，我们应该在积极寻找患者来口腔诊所就诊的原因、充分了解患者当前面临的问题的基础上，与他们进行交流。找到这些问题的答案，是了解患者、互相建立友好信任关系的最重要的一步。

是否能够建立起友好的信任关系，往往取决于第一印象。第一印象是指初次见面时给对方留下的最初印象，第一印象只有一次，一旦建立就很难改变。如果没有给对方留下好的第一印象，双方就很难建立起友好的信任关系。同时，我们要时刻向患者传达出"我很关心你，我想了解你"的信息，这一点也十分重要。

让患者实际感受

建立起友好的信任关系后，下一步就是要让患者实际感受。

大家是否偶尔会遇到这样的患者，他们觉得自己每天都有认真刷牙，可实际上他们的齿颈部依旧长满了牙菌斑。面对这样的患者，我们可以对他们的牙齿进行菌斑染色，让他们照镜子自查以实际感受自己的口腔状况。

操作越简单越好

指导老年人刷牙的关键在于：尽可能减少工具的数量。如果发现老年人的牙齿上有没有被刷到的部位，我们总会忍不住告诉他们"这里要用牙刷""那里要用牙线""那里应该用单头牙刷"。可是即便拿再多的工具给老年人，他们也很难正确地使用。所以，工具的数量限制在两到三个即可，这样才能增加老年人使用工具的频率。

结语：为了口腔的持久健康

老年人的口腔会出现许多变化，如唾液分泌减少、牙龈退缩、牙根断裂和口腔功能低下等。这其中当然不排除一些随着年龄的增长而出现的生理性改变，但我们也不能一味认为"都是因为年纪大了……"，并且也不能让患者有这种想法，而应该时刻提醒自己注意"为什么会出现这种变化"。

然而，我们很难记住每个患者的口腔情况，所以时常需要依靠患者自述。但是诸如慢性牙周病等"无症状病"，在疾病发展过程中患者往往不会出现明显的症状体征，且疾病的严重程度也往往与症状不符，因此临床上可能会出现患者明明只感觉到轻微的变化，但事实上已经严重到需要做拔牙处理的情况。

因此，除了病历中记录的项目外，我们还应对"患者的变化"进行记录。为此，我们建议患者定期拍摄口腔X光片，特别是在治疗牙周病期间，若能让患者亲眼看到治疗的效果，就能极大提升他们的治疗积极性。同时，我们也要与患者积极分享这些变化，让他们意识到只要细心观察身体的变化并及时治疗，就能活得更健康，也更长寿。

参考文献

[1] Katagiri S, et al. Effect of glycemic control on periodontitis in type 2 diabetic patients with periodontal disease. J Diabetes Investig, 2013, 4: 320-325.

[2] 氏原寛·他編. 新装版 カウンセリング辞典. ミネルヴァ書房, 2020.

身体虚弱与口腔健康

吉见佳那子

G女士

76岁,女性。

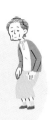

前几天因为我的原因取消了预约检查,真的非常抱歉。最近我除了购物外,已经很少出门了,大部分时间都待在家里,就连来这儿做检查我都感到很吃力了。

G女士有半年左右没来诊所了,她最近看起来瘦了很多……她说话也不是那么利索了,重复了好几次我才听懂。

她看起来真令人担忧,背也驼了,走路也不稳了。你问过她是不是得了什么病吗?

她似乎没有得病,只是说最近总是觉得很累,出门的次数也少了很多。G女士说,这是年龄大了,谁也没办法……

她可能只是单纯的身体虚弱而已,如果能及时得到治疗,还是可以恢复到健康状态的。我们来思考一下应该怎么做吧。

咦,可这里只是口腔诊所啊,我们能做什么呢?

　　G女士有半年左右没来诊所检查了,在此之前的10年里,她总会定期来这里做检查,我们的工作人员也都很了解她。可她最近看起来瘦了很多,精神也差了很多,背也驼了,走路也不稳了。在问诊和交谈的过程中，我们要反复倾听才能听懂她说的话，这可能是口齿不清的缘故。当询问她有没有觉得哪里不舒服，或者过去的半年内是否患过什么疾病时，她表示并没有发生过特别的情况。

我们应该如何看待G女士的改变呢？通过观察，找出我们能为她提供帮助的内容吧。

年龄的增长会带来哪些身体机能和生活能力改变?

衰老与虚弱

随着年龄的增长，全身肌肉的力量和数量都会逐渐降低，身体机能也会随之退化。肌肉衰弱的状态被称为"肌少症"，可能会导致跌倒、骨折或卧床等问题。"虚弱"一词的英文写作"frailty"，即"衰弱"的意思。衰老可引起机体虚弱，虚弱会导致身体机能和体能下降，各种健康问题也会因此趁虚而入。与单纯的"肌少症"不同，虚弱是一个广泛的概念，除了身体机能下降外，还包括精神、心理和社会交往等其他各个方面的问题。

目前，脑血管疾病和失智症是导致老年人不能自理的主要原因，但有报道显示，身体虚弱也是一个非常重要的因素[1-3]。可见，身体虚弱是须进行护理的一个重要征兆（图1）。

小贴士

除了衰老、疾病、住院、后遗症等具体问题外，"总觉得没精神"也是老年人常见的不适表现。预防身体虚弱，可以有效推迟进入需护理状态的时间、维持健康、延长寿命。

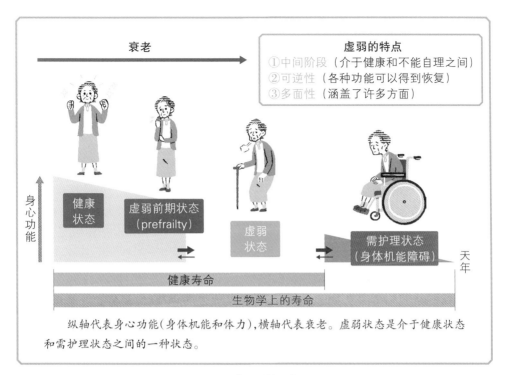

图1 虚弱的概念图

关于身体虚弱的问诊要点

　　接下来，我们再次对G女士的情况做个总结，看看在这些明显的变化中是否隐藏着什么重要信息。即便只是在诊疗室观察G女士的状态，我们也能发现表1中列举出来的要点。所以一句"最近身体有没有什么异常"是远远不够的，我们应在谈话中提出问题，并密切观察患者的行为。

　　在表1所列的各项中，尤其要注意与体重变化和饮食有关的项目，特别是如果患者出现"体重突然下降"或"营养状况突然恶化"的情况，我们就更要重视了。如果可以排除牙痛或义齿不贴合等口腔方面的问题，就应建议患者尽快到相关科室就医。

表1 G女士的变化及相应问诊

症状	具体问诊
这半年瘦了很多	问:最近的体重是突然下降还是逐渐下降? 问:BMI值是多少? 问:有食欲吗? 问:饮食量和饮食次数是否减少? 问:是否有偏食的情况?
走路慢、走路不稳、驼背	问:是否注意到自己走路的速度变慢了(例如,总是来不及过马路)? 问:走路时是否感到气喘吁吁或容易疲劳? 问:坐和躺的时间是否增多?
口齿不清晰	问:打电话时,对方是否经常要求重复? 问:口内是否常有食物残渣? 问:进食过程中的溢出问题是否日益严重? 问:难以咀嚼或吞咽的食物种类是否有所增加?
容易累	问:最近的活动量是否有变化? 问:睡眠质量如何?
外出次数减少	问:是否参加社会活动(是否不能自理)? 问:现在是和家人一起生活还是独自生活?

身体虚弱的评价

让我们来评价一下G女士是否符合身体虚弱的诊断吧。目前临床上尚无明确的身体虚弱诊断统一标准,一般使用虚弱评价标准(Fried等制定)[4](表2)。

表2 虚弱评价标准(Fried等制定)

体重降低	6个月内体重下降超过2~3 kg(非有意行为)
主观上的疲劳感	在过去的2周内,总是无缘无故地感到疲惫
日常生活中的活动量减少	"每周有几天会进行轻度锻炼、做体操(包括做农活)""经常锻炼、运动(包括做农活)"的情况均不存在
肌肉力量(握力)降低	男性惯用手的握力小于26 kg,女性惯用手的握力小于18 kg
身体机能(步行速度)低下	日常步行速度<1 m/s

小贴士

→ 符合1~2个项目,即为虚弱前期状态。
→ 符合3个项目,即可评价为虚弱状态。

G女士的所有情况都符合虚弱评价标准（表2），可以断定为身体虚弱了。到目前为止，临床上已经出现了许多像G女士这样身体突然出现变化的患者，真令人担忧。

是的。身体虚弱除了会影响人体机能外，对口腔功能也会造成一定程度的影响。所以如果有老年患者来诊所就诊，除了检查口腔外，我们也应在了解其身体变化的基础上进行更细致的观察和诊断。

哪些人容易虚弱？

最近的研究表明，日本65岁以上的老年人中，有11.5%的人符合虚弱状态，有32.8%的人符合虚弱前期状态。日本80岁以上的老年人中，身体虚弱的发生率为34.9%，而且这一比例会随着年龄的增长而升高[5]。

如图2所示，虚弱与三个因素有着密切的关系：身体方面的虚弱、心理和认知方面的虚弱以及社会方面的虚弱[2]。即使是一个没有任何疾病的健康人，也会因为缺乏与他人接触、缺少生活的目标

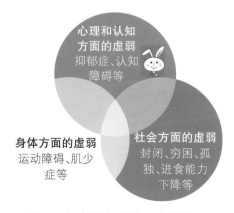

图2　与虚弱有关的三个因素

小贴士

运动障碍主要是指自主运动（如站立和行走）能力发生障碍。肌少症导致的肌肉无力也是运动障碍的一个诱因。

和成就感，总是待在家里，从而变得越发封闭，加速了身体虚弱的进展。有报道显示，人际交往、饮食及运动这几个方面与死亡风险的关联性甚至比吸烟还高[6]。

这里的一个关键点是，虚弱状态是介于"健康"和"不能自理"之间的一种状态。在口腔诊所与患者进行互动交流时，如果能意识到或让陪同人员意识到患者处于虚弱前期状态或虚弱阶段，并及时采取措施，那么患者就有希望恢复到"健康"状态。

全身与口腔的关系

我们已经了解身体肌肉的含量和力量与口腔功能息息相关。一项以健康老年人为对象的研究结果显示，背部肌肉力量低下的人，其舌压（舌肌力量）也

> **观察、评价要点**
>
> 驼背、行走缓慢或难以从椅子上站起来，都是躯干肌肉含量和力量低下的迹象。

在下降[7]。Fried等的虚弱评价标准（表2）是将握力作为全身力量的衡量标准，而背部肌肉力量也是全身力量的一个重要衡量标准。背部肌肉是身体躯干的核心肌肉，可以维持身体的姿势、保证正常行走。长期卧床或活动量减少会直接导致躯干肌肉含量和力量的降低。

身体虚弱对生活功能的影响

同时，口腔功能低下也会影响到全身状态。如果G女士放任言语不清的轻微口腔问题不管，将来就可能发展为营养不良、行动障碍，甚至生活无法自理。口腔肌肉无力会导致进食能力下降，加剧食物溢出或难以咀嚼较硬食物等问题。

> **观察、评价要点**
>
> 患者不一定会意识到自己的口腔、身体或营养状况的变化。对于定期来口腔诊所就诊的患者，首先要询问他们"有没有感觉到轻微的变化或口腔衰弱"。

因此，患者会倾向于选择软食，且不会细细咀嚼，这不仅会导致营

养不良，咀嚼肌的力量也会逐渐丧失。

蛋白质是制造和维持全身肌肉的重要营养成分，而软食一般都是"低蛋白、低营养"的食物，这会引发全身肌肉力量下降及生活功能下降的恶性循环。

身体虚弱的临床观察、评估以及应对措施、指导

 重要的是，我们要尽快发现患者的变化并及时采取应对措施。

 正是如此。预防身体虚弱的三大支柱——营养、身体活动和社交活动（图3）对应的项目都汇总在表3中了，接下来我们一起逐项确认吧！

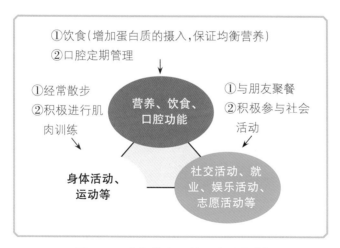

图3　预防身体虚弱的三大支柱[2]

营养

维持身体肌肉的力量，是健康幸福生活的重要保障。在营养方面，除了摄取维生素、矿物质等营养物质外，我们还需要摄取足够的蛋白质来合成肌肉蛋白。

患者有没有表示最近咬不动硬的食物？咀嚼（咬碎食物）除了会受到牙齿数量和义齿吻合程度的影响外，舌头及咀嚼肌的力量和功能也是一个重要的影响因素。

身体活动

从患者进入诊室开始，我们便要观察他的行走速度，身体是否摇晃，背部是否弯曲，坐下、起身等动作是否顺畅等。

肌肉力量练习的重点在于躯干和下半身，无须进行任何激烈运动，只要持续进行表3所示的轻度肌肉训练即可。一些可以坐在椅子上进行的练习（图4）更佳[8, 9]，因为这些练习在诊室即可轻松

表3　诊所中可以做到的生活功能提升对策

三大支柱		确认项目	措施
营养	饮食情况	·营养均衡	·积极摄取能够合成肌肉蛋白的蛋白质(肉、鱼、大豆等) ·改善烹饪方式，将食物切成小块并尽量煮软，但要使食物保留一定的劲道，以增加咀嚼次数
	口腔功能	·说话含糊 ·食物溢出 ·咀嚼功能评估	·定期进行口腔轮替运动评估、舌压测量和口腔操锻炼 ·定期口腔检查
身体活动		·步行速度 ·身体稳定性 ·起身	·摄入的蛋白质会转化为肌肉蛋白 ·轻度肌肉训练，如单腿站立、屈蹲、从椅子上站起来再坐下、坐着踏步等 ·日常生活中也要注意肌肉力量的维持和增强，如走楼梯、在前一站下车后步行等
社交活动		·个人形象(仪容、仪表) ·口腔卫生状况 ·声量 ·对话时的表情	·询问是否参与社会活动、生活环境是否有变化 ·鼓励参与兴趣爱好活动、志愿者工作、就业、校友会等 ·多与家人以外的友人联系

进行指导。在进行坐下、起立类的训练时，如果担心患者站不稳，可以在椅子前面放一张可供手扶的桌子，以防止跌倒。

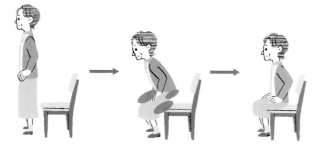

屈蹲：加强股四头肌、腘绳肌和臀肌的力量

为了防止跌倒，可以扶着桌子慢慢起身！

1️⃣ 由站立位转向坐位。

2️⃣ 保持图中姿势，数4下后坐下来。

3️⃣ 坐在椅子上，增加腹压，让身体保持稳定，数4下后站起来。

动作配合好呼吸，细心感受施力部位的变化，以上完成为1次，10次为一组。

拉伸：放松支撑躯干的背阔肌

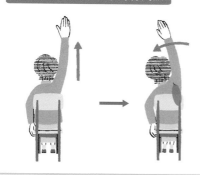

1️⃣ 坐在椅子上，将右手尽量举高，在感觉胸部扩张的状态下手向左侧弯曲。

2️⃣ 感觉身体右侧在拉伸，并在一个舒适的位置保持20秒，正常呼吸。

3️⃣ 在另一侧做同样的动作，两侧分别做2到3组。

图4　坐着也能进行的肌肉训练、拉伸练习

社交活动

　　社交活动减少除了与社会方面的能力减弱有关外，对心理健康和认知也会产生影响。在诊疗过程中，要观察患者说话时的面部表情以及其听医生说话或指导时的专注度。此外，向来注重自我护理的患者，有没有出现口腔卫生状况突然恶化的情况？社交活动减少也可能会导致患者个人形象（仪容仪表）意识减退。

在出现以上情况时，我们首先想到的就是对患者进行口腔卫生指导，但事实上，我们应该先与患者交谈，询问他们最近是否有外出以及日常生活状态如何，从中分辨出导致他们口腔卫生状况恶化的诱因或原因。

让患者更关心自己的健康！

训练和指导患者很重要，但更重要的是我们要善于发现患者身上出现的变化和问题，同时患者也要学会关注自身的变化，如让患者对照图1~图3来确认自己的身体虚弱问题。某些身体虚弱是可逆的，改变生活方式后，就可以恢复至健康状态。患者和家人都应该要意识到这一点。

我们可以在候诊室和诊疗室放置身高计、体重计和握力计，对患者的肌肉力量及营养状况作出评估，并完善记录。越来越多的诊所已经设置了身高计和体重计，在患者定期检查的时候对其进行测量，以便及时发现患者体重是否出现骤降情况。自我检查也会让患者更关心自己的健康。

结　语

在上文中，我们主要说明了"衰老和虚弱"以及"全身与口腔"之间的关系。意识到口腔与全身的联系后，就可以在接诊患者时获取更多的信息。口腔科在超老龄化社会中的作用，已经从"8020"转变成了"身体虚弱、口腔机能衰弱应对"。如今，预防身体虚弱已经成为日本的一项重点防护措施。

口腔医师一定不能放过患者口腔或全身出现的任何变化，并要积极与患者分析这些变化。

参考文献

［1］荒井秀典. フレイルの意義. 日老医誌, 2014, 51: 497-501.

［2］日本歯科医師会. 通いの場で活かすオーラルフレイル対応マニュアル　高齢者の保健事業と介護予防の一体的実施に向けて　2020年度版. https://www. jda. or. jp/oral_flail/2020/.

［3］葛谷雅文. 老年医学におけるSarcopenia & Frailty の重要性. 日老医誌, 2009, 46: 279-285.

［4］Fried LP, et al. Frailty in older adults: evidence for a phenotype. J Gerontol A Biol Sci Med Sci, 2001, 56: M146-156.

［5］Shimada H, et al. Combined prevalence of frailty and mild cognitive impairment in a population of elderly Japanese people. J Ame Med Dir Assoc, 2013, 14: 518-524.

［6］Holt-Lunstad J, et al. Social relationships and mortality risk:a meta-analytic review. PLoS Med, 2010, 7: e1000316.

［7］Yoshimi K, et al. Relationship between tongue pressure and back muscle strength in healthy elderly individuals. Aging Clin Exp Res, 2020, doi: 10. 1007/s40520-020-01484-5.

［8］厚生労働省. 介護予防マニュアル(改訂版:平成24年3月)について. https://www. mhlw. go. jp/topics/2009/05/tp0501-1. html.

［9］オージー技研株式会社. OG介護プラス. https://ogw-media. com/kaigo/.

4 口腔机能衰弱

黑泽友纪子

H先生

82岁,男性,高血压,拄拐行走,
与妻子住在一起。

最近我喝茶的时候
总会被呛到,口腔医师
能帮到我吗?

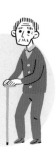

 H先生似乎最近总会被呛到,他的舌头布满了舌苔,口腔也很干燥。

 是的。他的义齿不贴合,所以磨牙被磨掉了很多,饮食似乎也是以软食为主。

 他似乎很久没有外出了,就连最喜欢的卡拉OK都不怎么去了。

 这像是口腔机能衰弱的症状,要尽快采取措施了!

 好的!现在我们已经对身体虚弱有了初步的了解,继续加油吧!

什么是口腔机能衰弱?

口腔机能衰弱是指因为忽视"轻微的口腔衰弱"或没有进行妥善应对,而导致口腔周围肌肉力量下降、口腔功能及进食功能下降，甚至造成身心功能下降的一系列现象。这个名词的提出，是为了警示人们切莫陷入这种"恶性循环"中。口腔机能衰弱共由四个阶段组成[1]（图1）。

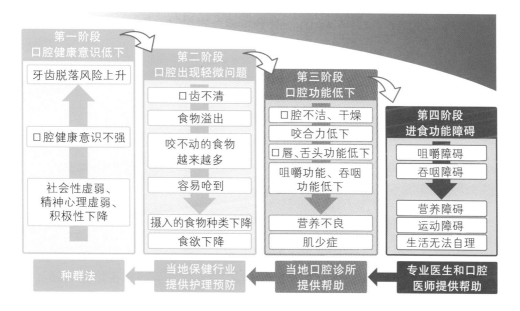

图1　口腔机能衰弱概念图

第一阶段——口腔健康意识低下

随着年龄的增长，人们需要面对社会环境变化、退休，甚至孤独度过余生等一系列的改变。这种"社会方面的虚弱"会让人们在不知不觉间忽视了自己的健康问题。

生活范围缩小，首先会导致活动量的减少和精神状态的不稳定。其次在这个阶段人们普遍存在一个问题——忽视对口腔功能的管理（口腔卫生意识低下），牙周病和牙齿脱落的风险自然也就随之增加。

小贴士

在第一阶段，主要是对尚未存在高风险的因素进行预防。

第二阶段——口腔出现轻微问题

在这个阶段，患者会出现一些不良变化，如口齿不清、食物溢出等轻微的口腔功能低下问题。患者从上一阶段的"口腔健康意识低下"转变成了"最近咬不动硬食物，还是吃一些好消化的软食吧"，这说明错误的口腔健康观念已经导致了饮食习惯的改变。此外，年龄的增长也会带来一些细微的功能下降，所以这个阶段的患者往往会忽视这些并不起眼的口腔功能退化改变。

第三阶段——口腔功能低下

患者的口腔功能（咬合力和舌运动）显著下降，开始出现肌少症、运动障碍综合征和营养障碍问题。

在这个阶段，一些患者可能会被诊断为"口腔功能低下"，并在口腔诊所接受治疗。此时，口腔医务工作者要对这类患者做出准确的"口腔功能低下"诊断和管理，并提醒患者务必重视口腔功能的维持和恢复，防止口腔功能进一步恶化。

第四阶段——进食功能障碍

在这个阶段，患者开始出现进食吞咽功能以及咀嚼功能减退的问题，进而导致生活不能自理、运动障碍和营养不良。这个阶段的患者会被诊断为"进食功能障碍"，需要由专业医师给予治疗。

从第一阶段和第二阶段开始着手预防和改善

随着口腔机能衰弱的发展，身体其他机能减退也越发明显，对机体衰老的影响也更大。田中等人的研究结果显示，口腔机能衰弱的出现先于人体衰老引起的身体机能减退[2]。但只要能在各个阶段及时采取适当措施，大部分口腔机能衰弱是完全可以改善的。

前两个阶段（第一和第二阶段）特别重要，老年人应在日常生活中予以重视，找到自己在生活环境、人际交往以及社会中的作用，并积极采取应对措施进行预防。反之，如果没有进行妥善应对，就可能发展成后续的口腔功能减退、身心功能下降阶段（第三和第四阶段）。

口腔机能衰弱的临床观察、评估及处理

 口腔机能衰弱问题还是要尽早解决！我也要尽快为H先生采取一些措施了。

 等一下，在此之前，我们要先判断H先生目前处于口腔机能衰弱的哪个阶段，是否属于应该由口腔医师来进行治疗的"口腔功能减退"阶段。

 原来如此。那我应该如何确认他是否属于"口腔功能减退"呢？

在上文中我们说过，口腔机能衰弱需要在各个阶段得到及时和正确的应对。口腔诊所可以对第三个阶段，即口腔功能低下中的"口腔功能减退"进行评估，如果患者的确为"口腔功能减退症"，就须进行口腔功能管理。如表1所示，口腔功能减退的测试主要分为以下几类：口腔环境（①口腔卫生状况不佳、②口腔干燥症）、口腔功能（③咬合力低下、④舌唇运动功能低下、⑤舌压低）、综合口腔功能（⑥咀嚼功能低下、⑦吞咽功能低下）[1]。如果符合这七项检查项目中的任意3项及以上，就可以诊断为口腔功能减退。接下来，就让我们一起看看各个检查方法吧。

表1　口腔功能减退的检查以及H先生的情况

	检查项目	检查内容	检查方法、仪器	判定标准	H先生的情况
口腔环境	①口腔卫生状况不佳	舌苔附着程度	目视诊断(TCI)	50%	70%
	②口腔干燥症	黏膜湿润度	口腔水分检测装置	小于27.0	—
		唾液量	Saxon测试	小于2.0 g/2分	—
个体口腔功能	③咬合力低下	全牙最大咬合力	压膜(口腔科压力测定片Ⅱ)	不到500N	
		剩余牙齿数量(不包括残根和3度松动的牙齿)	目视诊断	不足20颗	残留牙齿数量为6颗
	④舌唇运动功能低下	口腔轮替运动(PA、TA、KA音的发音次数)	自动检测仪	无论哪一个都要达到6次/s	TA和KA音为5次/s
			IC法、计算器法、点记法等		
	⑤舌压低	最大舌压	舌压检测仪	小于30 kPa	21 kPa
综合口腔功能	⑥咀嚼功能低下	咀嚼橡皮糖后的葡萄糖溶出量	咀嚼能力检查系统	小于100 mg/dL	—
		咀嚼橡皮糖后视觉纷乱度判定	咀嚼效率评分法(咀嚼能力测定用橡皮糖)	2分以下	—
	⑦吞咽功能低下	主观性吞咽功能评价	自记式提问法(EAT-10)	3分以上	2分
			问卷法(也可以使用观察记录、吞咽问卷)	A大于等于1	B以下

如果符合①~⑦这七项检查项目中的任意3项及以上,就可以诊断为口腔功能减退。如果适用于两种检查方法,可选择使用任意一种。

口腔卫生状况不佳（口腔不洁）

这里主要是指可能会引发吸入性肺炎、术后肺炎和口腔感染的情况。临床上通常会使用舌苔指数法（Tongue Coating Index，TCI）目视检查舌苔附着度[1]（图2）。

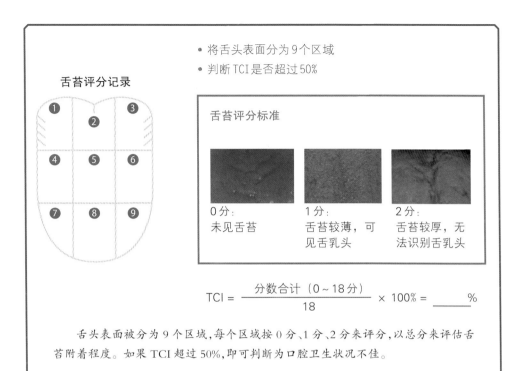

舌苔评分记录

- 将舌头表面分为9个区域
- 判断TCI是否超过50%

① ② ③
④ ⑤ ⑥
⑦ ⑧ ⑨

舌苔评分标准

0分：
未见舌苔

1分：
舌苔较薄，可见舌乳头

2分：
舌苔较厚，无法识别舌乳头

$$TCI = \frac{分数合计（0 \sim 18分）}{18} \times 100\% = \underline{\qquad}\%$$

舌头表面被分为9个区域，每个区域按0分、1分、2分来评分，以总分来评估舌苔附着程度。如果TCI超过50%，即可判断为口腔卫生状况不佳。

图2 TCI法目视评价舌苔附着度

低舌压、自我护理不足或口腔运动量减少都是造成口腔卫生状况不佳的原因，可以按照表2所示采取对应措施。

表2 口腔卫生状况不佳（口腔不洁）的原因及应对措施

原因	措施示例
低舌压	·舌头ROM（Range of Motion）训练[3]（图3） ·舌抵上腭训练[4]
自我护理不足	·口腔护理 ·刷牙指导
口腔运动量减少	·说话训练 ·唱卡拉OK

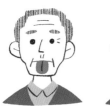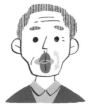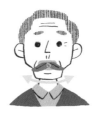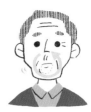

1 伸舌　　　　　2 伸舌后上下　　　　3 伸舌后左右　　　4 舌缩进口中，在
　　　　　　　　　 大幅度移动　　　　　大幅度移动　　　　口腔前部大幅度
　　　　　　　　　　　　　　　　　　　　　　　　　　　　　旋转一周

一般3~5次为1组，每次
1~3组，也可视患者的实
际情况进行调整。

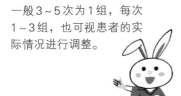

图3　舌头 ROM 训练示例

口腔干燥

口腔干燥是指口腔黏膜干燥或自觉口内干燥缺水，可使用口腔水分检测装置（将传感器放在距舌尖约 10 mm 的舌面上检测）或唾液分泌量 Saxon 测试（咀嚼干纱布 2 min 后测量唾液量）进行检查。

造成口腔干燥的常见原因，包括口腔失用（译者注：即长期不使用口腔）、脱水、总是张嘴和用口呼吸，可参照表3来采取应对措施。

表3　口腔干燥的原因及应对措施

原因	应对措施
口腔失用	·唾液腺按摩 ·通过口腔护理来刺激
脱水	·水分供给指导
总是张嘴和用口呼吸	·鼻呼吸指导 ·加湿

咬合力低下

咬合力低下是指真牙或义齿状态下的咬合力不足。临床上可以使用"口腔科压力测定片"以及咬合力检测系统"Occluser"来检测咬合力，也可以使用剩余牙齿数量来进行判定。如果去除3度松动牙、残根、桥体及种植体的上部结构后，剩余牙齿少于20颗者，可判定为咬合力低下。

咬合力低下的原因，包括牙周病等引起的牙齿缺损、义齿不贴合以及口周肌肉功能低下，可参照表4来采取措施。

表4　咬合力低下的原因及应对措施

原因	应对措施
牙齿缺损、义齿不贴合	· 牙周病治疗 · 补牙
口周肌肉功能低下	· 咀嚼肌运动训练[3]（图4） · 进食指导

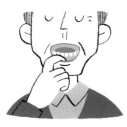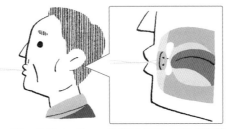

■1 将手指放在口腔前庭，用嘴唇可以抵抗的力度轻轻拉动，保持这种状态并闭合嘴唇。

■2 将一个宽1～2 cm的带线纽扣含在口腔前部，像拔河一样拉动绳子。

每组3～5次，约5～10s，每次做1～3组，也可视患者的实际情况进行调整。

图4　运动训练（口唇肌肉功能训练/纽扣训练法）

舌唇运动功能低下

舌唇运动功能低下是指口周肌肉功能低下所导致的舌唇运动速度及精确度下降，影响到饮食、营养、生活功能以及生活质量等。舌唇运动功能可以通过口腔轮替运动来进行检查（图5）。

让患者重复"pa-ta-ka"的发音5 s或10 s，测量每秒的发音次数。患者发音时正常呼吸即可，戴义齿不影响检测。

 Pa音 口唇运动

 Ta音 舌头前部运动

Ka音 舌头后部运动

测定方法

自动检测仪

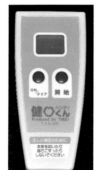

听到发音后自动开始测定。

计算器法

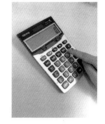

听到发音后，用计算器逐次"+1"。

点记法

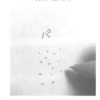

听到发音后，写下便于计数的螺旋状点记，结束后清点数量。

图5　通过口腔轮替运动来测定舌唇运动功能

造成舌唇运动功能低下的原因主要为口周肌肉功能低下，我们可参照表5来采取措施。

表5　舌唇运动功能低下的原因及应对措施

原因	应对措施
口周肌肉功能低下	·口唇、脸颊和舌头的ROM训练（图3） ·舌抵上腭训练 ·构音训练 ·绕口令训练

舌压低

舌压低是指在咀嚼、吞咽和发音过程中，由于控制舌头活动的肌群出现功能低下，导致舌头与上腭或食物之间的压力下降。这会影响正常的咀嚼和食块形成，进而影响营养吸收。我们可以使用JMS舌压检测仪（图6）来测量最大舌压。造成舌压低的原因主要为舌肌功能低下，我们可参照表6来采取措施应对。

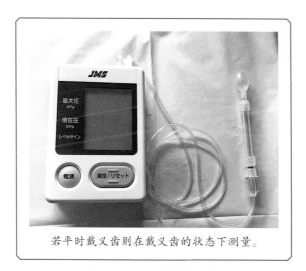

若平时戴义齿则在戴义齿的状态下测量。

图6 JMS 舌压检测仪

表6 低舌压的原因及对应措施

原因	对应措施
舌肌功能低下	·舌头的 ROM 训练（图3） ·舌抵上腭训练

咀嚼功能低下

当患者不能咀嚼的食物类型增加后，其食欲以及食物摄入的多样性都会下降，从而导致营养不良以及代谢量下降等问题。

咀嚼功能可以通过咀嚼能力检查（使用木糖醇口香糖测试咀嚼能力，不同的咀嚼能力会有不同的颜色显示）和咀嚼效率评分法

（让患者咀嚼橡皮糖，并评价食物粉碎度）来评价。我们可参照表7
来采取措施。

表7　咀嚼功能低下应对措施

> ❯ 口腔治疗
> ❯ 咀嚼训练
> ❯ 食物种类调整

吞咽功能低下

随着年龄的增长，吞咽功能开始下降，明显吞咽困难前的功能
障碍被称为吞咽功能低下。吞咽功能可以通过吞咽功能筛查和自记
式提问法（圣隶式吞咽问卷）来评估。

若判定患者有吞咽功能低下的问题，那么为了进一步确认是否
存在吞咽障碍，应对患者进行吞咽障碍筛查，或介绍其前往专科医
生处就诊（表8）。

表8　吞咽功能低下应对措施

> ❯ 为其介绍专科医生
> ❯ 吞咽相关肌肉的康复训练(开口练习、舌抵
> 　上腭、头颈控制训练等)和饮食支持

小贴士

头颈控制训练（头部抬高训练）是针对
食道开口不足的患者进行的康复训练，
目的在于改善喉部的向前和向上运动能
力。具体做法为：让患者仰卧、肩部着
地，只抬起头直至看到脚趾，要注意肩
部要一直紧贴地板，以不觉疲惫的程度
持续30 s，重复5~10次，中间可休
息。尽量每天做3次，持续6周。

Q 基于表1可以判定H先生为"口腔功能低下"。请写下你能想到的治疗方案和指导方法？

A

 我们可以按表9对H先生进行指导！

 不错。但是如果指导内容过多，反而难以实施，所以我们要视具体情况循序渐进地进行指导！

 嗯！我会和H先生一起做的。

表9　H先生的问题、应对措施及指导

问题	应对措施及指导
义齿不断磨损,导致容易脱落	·修复或重制义齿
舌压低下、舌苔附着	·提供舌头护理方面的指导 ·舌抵上腭训练
舌唇运动功能低下	·常去卡拉OK

结　语

口腔专业从业者往往只关注患者口腔内的情况，事实上若能及时掌握患者的其他健康状况信息，就可以尽早发现患者身上的潜在疾病。解决口腔机能衰弱问题，不仅可以改善患者的饮食，还能改善他们与他人的交流对话能力、表情及容貌等；在改善口腔功能的同时，也能帮助他们改善心理方面和社会方面的问题。只要我们能在每个阶段为他们及时采取适当的措施，就能为他们的快乐饮食、健康生活增添一份助力。

参考文献

［1］日本歯科医師会."歯科診療所におけるオーラルフレイル対応マニュアル2019年版". https://www. jda. or. jp/oral_flail/2019/index. html.

［2］Tanaka T et al. Oral Frailty as a Risk Factor for Physical Frailty and Mortality in Community-Dwelling Elderly. J Gerontol A Biol Sci Med Sci, 2018, 73: 1661-1667.

［3］小野高裕,増田裕次監著.成人 高齢者向け咀嚼機能アップBOOK: 実践に活かせる知識・アイデアがわかる本. クインテッセンス出版, 2018, 100-101.

［4］Namiki C et al. Tongue-pressure Resistance Training Improves Tongue and Suprahyoid Muscle Functions Simultaneously. Clin interv Aging, 2019, 14: 601-608.

5 进食吞咽障碍

原豪志

原豪志

I先生

80岁,男性。

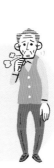

今天去看口腔医生的时候又呛着了,最近喝东西的时候好像也总是咳嗽……

 I先生今天在治疗的时候被呛到了,看起来很难受。从他的体检结果来看倒是一切正常,难道他患了其他疾病吗?

 他最近有没有什么不一样的地方,比如经常呛着,或是喝东西的时候总是咳嗽?

 嗯……

 他可能是进食吞咽功能出现了问题。

 什么,这么严重吗?进食吞咽……这太难了,我都帮不上忙啊(哭)!

 别急!我们一起来想办法!

吃与喝被称为进食吞咽,这种功能被称为进食吞咽功能。进食吞咽包括五个阶段(图1)。

进食吞咽功能如果出现问题,就可能出现表1的症状。来口腔诊所就诊的新患者,即便没有出现表1的症状,大部分也存在比如

"经常被唾液呛到"或"吞咽固体食物的时候没问题，但吞咽液体时偶尔会出现咳嗽"等轻微症状，这些症状都可能是进食吞咽功能低下所致。患者自身几乎察觉不到这些症状，一般也不会因为吞咽问题而专程跑一趟口腔诊所。所以，我们应该通过"最近被呛到的情况有增多吗"等问题，主动发现患者身上的变化。

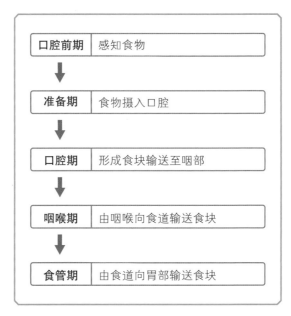

图1　进食吞咽的五个阶段

表1　疑似进食吞咽障碍的症状

➤ 有过误吸或窒息的经历　　➤ 进食中和进食后经常呛着或咳嗽 ➤ 反复肺炎、发烧 ➤ 处于脱水或低营养状态　　➤ 进食后痰多 ➤ 厌食症、食欲不振　　　　➤ 进食中或进食后出现肺部湿性 ➤ 食物摄入量非常小　　　　　罗音(轰隆轰隆的声音) ➤ 进食时间非常长　　　　　➤ 咽部不适或有食物残留的感觉 ➤ 饮食偏好发生改变

老年人的进食吞咽功能

随着年龄的增长，人体的进食吞咽功能会出现许多生理性变化（表2）。吞咽是一个通过收缩多块肌肉实现的动作，因此我们首先要掌握关于年龄增长对这些肌肉的影响的知识。肌肉的数量会随着年龄的增长而减少，快肌纤维更是如此[①]。快肌纤维能够产生瞬间的快速有力收缩，所以快肌纤维的减少会让老年人的动作变得更加缓慢、无力。握力是用来衡量全身肌肉力量水平的一个指标，研究显示，60岁以上男性和50岁以上女性的握力都会出现显著下降[1]。

那么，与进食吞咽相关的肌群力量是从几岁开始下降的呢？舌压是衡量舌肌强度的指标，研究显示，男性自60岁起，女性自50

表2　进食吞咽功能的生理性变化

> ➔ 唾液分泌减少
> ➔ 舌骨、喉部下垂
> ➔ 咽腔扩大
> ➔ 与进食吞咽有关的肌群数量及力量均有所减少

小贴士

进食吞咽相关肌肉群是控制进食及吞咽运动的相关肌肉群的总称，肌肉之间会互相协调、收缩，主要包括表情肌群、咀嚼肌群、舌肌群、舌骨上肌群、舌骨下肌群、软腭肌群、咽肌群和喉肌群等。

----

①译者注：骨骼肌的肌纤维被分为收缩速度快的"快肌纤维"和收缩速度慢的"慢肌纤维"两大类。快肌纤维能够在很短的时间内产生较大的力量，但具有容易疲劳的缺点。慢肌纤维可以在一个很长的时间内持续收缩，有助于维持身体姿势。

岁起，就会出现不同程度的舌压下降现象，且男性舌压下降的速度会快于女性[2]。在吞咽过程中用于上提喉部的舌骨上肌会出现什么变化呢？从衡量舌骨上肌水平的开口力指标来看，男性在80岁以后开始降低，女性则不受年龄影响[2]。

这表明，随着年龄的增长，进食吞咽相关肌群的力量变化会出现部位特异性及性别差异，男性比女性更容易受到衰老的影响，舌肌比舌骨上肌更容易受到衰老的影响。

老年人进食吞咽功能低下的临床观察、评估和应对措施

 进食吞咽功能低下会导致许多症状，我们应该如何进行观察和评估呢？

 在诊所中我们可以基于表3的关键词进行观察，最重要的是要从"除了衰老外，还有没有其他问题"的角度来进行思考。

 唔……我能做到吗？

表3　吞咽功能相关关键词

> ✦是否患有可能导致进食吞咽障碍的疾病
> ✦营养状况
> ✦日常活动情况
> ✦姿态

进食吞咽五个阶段（图1）中的准备期和口腔期发生障碍是导致误吸的一个常见原因[3]，使用口腔功能低下测试方法来评估患者的口腔功能也是行之有效的一个方法。但这些测试获得的数值只是反映出了结果，我们还应该思考造成这一结果的原因是什么。具体而言，当我们看到一个舌压低的老年患者时，不要一下子就断定

"是上了年纪的自然现象"，而应该思考"除了年龄增长外，他还有没有其他问题"。

可导致进食吞咽障碍的疾病

我们应通过问诊和视诊来确认患者是否患有可能导致进食吞咽障碍的疾病（表4），下文将对临床中经常遇到的一些情况做说明。

表4　可导致进食吞咽障碍的疾病

中枢神经系统障碍	脑血管疾病：脑梗死、脑出血、蛛网膜下腔出血
	退行性疾病：帕金森病、肌萎缩侧索硬化症、阿尔茨海默病等
	炎症性疾病：多发性硬化症、急性骨髓灰质炎、脑炎等
	脑瘤
	创伤性脑损伤
神经、肌肉接头和肌肉疾病	重症肌无力、肌肉萎缩、多发性肌炎、肌病、线粒体脑肌病等
末梢神经障碍	吉兰-巴雷综合征、末梢神经麻木、神经病变
解剖异常	颈椎骨质增生、口咽食道问题、口咽部的术后问题
精神性疾病	癔症、抑郁症、咽喉异物感

■ 脑血管意外

患有脑血管意外的患者，其体内用于控制进食吞咽的肌群会出现神经损害，从而导致身体瘫痪、肌肉无力。

例如，如果控制舌头运动的舌下神经出现麻痹，在伸舌时，舌头可能就会向患侧偏移（图2）；因延髓梗塞等问题导致舌咽神经和迷走神经出现疑核损伤时，软腭在抬高过程中就有可能被牵引向健侧（图3）；如果舌头的下运动神经元（末梢神经）出现

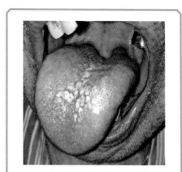

伸舌头时，舌头可能会向患侧（右侧）偏移。

图2　舌头运动麻痹

损伤，舌肌就会出现明显的萎缩，还可能出现肌肉痉挛（纤维成束收缩，图4）。

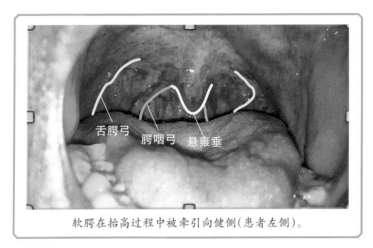

舌腭弓　腭咽弓　悬雍垂

软腭在抬高过程中被牵引向健侧(患者左侧)。

图3　软腭麻痹

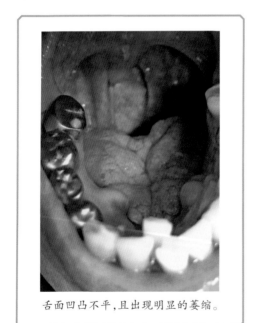

舌面凹凸不平，且出现明显的萎缩。

图4　舌头下运动神经元(末梢神经)障碍

小贴士

若软腭抬高时出现左右高度差，可以怀疑患者曾经或现在患有由球麻痹引发的疾病。球麻痹是发生在延髓处具有运动神经核的迷走神经以及舌下神经处的末梢性障碍，可引起严重的进食吞咽障碍。所以，千万不要漏过这些特征哦！

因此，如果患者表示自己出现了"最近进食时越来越容易呛着了""突然说不出话来了"等问题，就要仔细观察他们的软腭和舌头，如果符合上述症状，则应建议患者前往其主治医生处或神经内科就诊。

■ 退行性疾病（帕金森病）

帕金森病也是导致进食吞咽障碍的常见原因之一。即使在病历中没有提到，但当患者出现明显的帕金森病症状，如面无表情（像戴了面具）、说话含糊不清（发音不清）、运动迟缓（不动）或静止时手抖（静止性震颤）等，我们就一定不能忽视。

帕金森病患者一定要正确服用抗帕金森病药物，这样才能预防进食吞咽障碍的恶化，所以最好对他们的用药情况进行确认。

营养状况

营养不足不仅会使全身肌肉水平下降，也会影响进食吞咽相关肌群的力量[4]。进食吞咽功能一旦出现问题，食物的摄入量就会减少，进而导致营养不良。进食吞咽功能与营养状况之间是相互依赖的关系。因此，如果看到消瘦的患者以及看起来很胖但身体肌肉量及力量水平较低的老年人，都要先确认其进食吞咽相关肌群肌肉量及力量是否低下。

观察、评价要点

当我们看到打不开塑料瓶盖（握力低下）的患者，或是进入诊所时走路速度很慢（下肢肌肉力量低下）的患者，或是穿着宽松衣服（比以前瘦了很多）的患者时，便要察觉到他们体内的肌肉减少，肌肉力量也下降了。此时，我们应联想到进食吞咽相关肌群肌肉力量低下的问题。

咀嚼肌的萎缩很容易通过目视进行判断，如果萎缩程度明显得如图5所示那样，那么患者很可能已经出现了营养不良，所以我们应先确认患者的饮食状况，以及患者是否患有呼吸系统疾病或癌症等可能加剧营养不良的疾病。仅仅为这些患者指导口腔康复知识是不会有显著效果的，应先帮助他们摄取充足的营养，然后指导他们进行进食吞咽康复训练。此外，我们也可借助营养补充剂来提升患者吸收营养的效果。

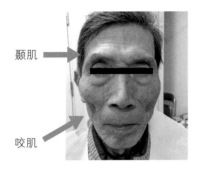

颞肌

咬肌

小贴士

遇到这种患者前来就诊时，我们要先确认他们是否存在营养不良，可以询问他们"吃饭正常吗?"或是"身上有什么疾病吗?"等问题。

羸瘦(脂肪组织减少的消瘦状态)明显的患者,其颞肌和咬肌的萎缩也非常明显。

图5　咀嚼肌萎缩

口腔活动量

除此之外，我们也要多询问患者的生活情况。例如，如果患者提到自己"刚做了膝关节手术"，我们就可以认为患者可能是因为行动不便而长期闭门不出。

据报道，老年人外出的频率与口腔功能之间也有关联，愉快的社交活动可以有效防止吞咽功能下降[5]。所以，我们要与患者一起寻找增加外出活动的方法。

如果只有夫妇二人生活在一起，那他们之间的交谈很可能非常少，他们每天都在看电视中度过，口腔的活动机会就会下降，甚至双方零对话。针对这种类型的患者，最好是对他们进行如图6所示的口腔康复指导。此外，每周去一次卡拉OK也有助于改善口腔的进食吞咽功能[6]。

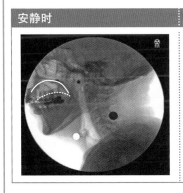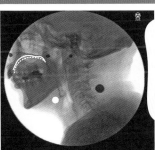

实线：上腭
虚线：舌头表面
白点：舌骨

安静时　　　　　　舌抵上腭时

要将整个舌头压在上腭上，需要瞬间有意识地抬高腭下肌肉，这样一来，舌骨也会随之向上抬起！

　　将整个舌头压在上腭，持续10 s，重复5次为一组，每天做2组。
当舌头（虚线）压在上腭（实线）上时，舌骨（白点）也会随之向上抬起。

图6　舌抵上腭训练

　　舌抵上腭训练的目的在于加强因年龄增长而变弱的舌肌力量。咬住后牙，将整个舌头压在上腭上10 s，然后休息10 s，反复5次为一组，每天做2组[7]。舌头压在上腭的时候，除了舌肌外，舌骨上肌也会进行收缩，所以这个训练可以同时加强舌肌和舌骨上肌的力量。

　　在口腔诊所中针对老年患者展开这一训练后，患者的舌压、口腔轮替运动、舌骨抬高以及食道入口宽度都得到了改善。可见这一训练不仅能改善进食吞咽五个阶段中（图1）的口腔期问题，也能改善咽喉期的问题。

姿态

仔细观察坐在诊所里的老人，是不是经常会见到如**图7**所示的弓着背、下巴向前突出（头部前倾）的样子呢？头部前倾不仅会使咽腔扩大，还会影响吞咽时正常的舌骨下肌放松，而吞咽姿势不良则会增加误吸风险。

我们可以对这类患者进行"调整好进食时的姿势""用杯子喝水时多使用吸管，注意尽量不让下巴上扬"等指导。

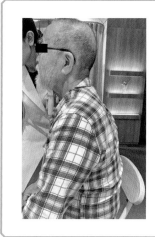

患者的主诉为：四肢肌肉和吞咽肌群功能正常，但白天被唾液呛着的次数却变多了。仔细看我们就会发现，患者弓着背、蜷着肩，且头部也有前倾。

图7　头部前倾

结语——远程医疗的可能性

影响进食吞咽功能的因素众多，不可简单归咎于衰老，所以在诊断的时候也存在一定难度。此外，应对进食吞咽障碍的医疗资源分布不均也是当前的一大问题，许多口腔诊所附近可能没有综合性医院，或即使有综合性医院，大多数人也会因为觉得麻烦而不想前去咨询。为了解决这一问题，远程医疗（图8）应运而生。

现场的视角	专业医生的视角
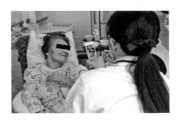	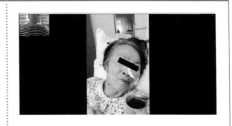
现场使用智能手机告知专家患者的基本情况,拍摄患者的饮食情况,然后从专家处获得建议。	专家对患者的进食方法、每口进食量、进食姿势等进行远程指导。

图8　远程医疗

　　远程医疗的出现,让我们仅通过一部智能手机就能与专家沟通患者的饮食情况和病史,并可以远程获得专家对进食吞咽障碍患者的专业建议[8]。信息技术的发展,让远隔两地之人成功实现了无时间差的沟通,想必远程医疗也会因此而逐渐成为一种标准化的医疗方式。

　　想要借助远程医疗帮助患者,只要行动起来就能做到。除了阅读参考书、参加专业学会的学习,我们还可以通过远程医疗学习到许多实用的临床知识、应对措施以及指导方式。希望越来越多的口腔医务工作者能将目光从单纯的护齿转向为患者提供全面的饮食支持上来。

参考文献

[1]Yoshimura N, et al. Reference values for hand grip strength, muscle mass, walking time, and one-leg standing time as indices for locomotive syndrome and associated disability:the second survey of the ROAD study. J Orthop Sci, 2011, 16: 768-777.

[2]Hara K, et al. Age-related declines in the swallowing muscle strength of men and women aged 20-89 years:a cross-sectional study on tongue pressure and jaw-opening force in 980 subjects. Arch Gerontol Geriatr, 2018, 78: 64-70.

［3］Feinberg MJ, Ekberg O. Videofluoroscopy in elderly patients with aspiration:importance of evaluating both oral and pharyngeal stages of deglutition. AJR Am J Roentgenol, 1991, 156: 293-296.

［4］Machida N, et al. Effects of Aging and Sarcopenia on Tongue Pressure and Jaw-Opening Force. Geriatr Gerontol Int, 2017, 17: 295-301.

［5］Mikami Y, et al. Association between decrease in frequency of going out and oral function in older adults living in major urban areas. Geriatr Gerontol Int, 2019, 19: 792-797.

［6］Miyazaki A, Mori H. Frequent Karaoke Training Improves Frontal Executive Cognitive Skills, Tongue Pressure, and Respiratory Function in Elderly People:Pilot Study from a Randomized Controlled Trial. Int J Environ Res Public Health, 2020, 17: 1459.

［7］Namiki C, et al. Tongue-pressure resistance training improves tongue and suprahyoid muscle functions simultaneously. Clin Interv Aging, 2019, 14: 601-608.

［8］戸原玄. 訪問で行う摂食・嚥下リハビリテーションのチームアプローチ. 全日本出版協会, 2010, 6-15.

6 义齿不适

古屋纯一

J女士

86岁,女性,在丈夫的陪同下初次来到口腔诊所就诊,因为义齿不适导致没有食欲。

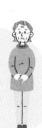

我是大约两年前搬来这里的,自那以后就没有看过口腔医师。不知道是不是义齿不太贴合的缘故,我吃东西变得越来越困难,也没有什么胃口。我是不是该换义齿了?

 两年前的义齿是由别的口腔医师做的,先让我检查一下您的口腔情况吧!

 慢着!老毛病又犯了!

 对不起,我忘了。为患者检查口腔之前,应该先确认其他方面的情况吧!

 这就对了。认知能力下降、舌头及口腔的运动功能下降,都可能引起义齿不适。而且她很久都没有进行过口腔检查,今天又是第一次来这里,所以我们目前还没有掌握到任何信息。

 原来如此。即便主诉是义齿问题,我们也要先对患者的全身健康状况及生活状况进行确认。

J女士来诊所就诊，表示"最近觉得义齿不太贴合，吃东西变得越来越困难，也没有什么胃口"，从两年前搬到这里开始，她就没有去过口腔诊所。那么，接下来你要如何进行问诊呢？

既然她的家人也一起来了，我们就借此机会多收集一些信息，同时也要对她的口腔进行检查，看看她觉得"义齿不适引起食欲不振"的原因是什么！

难道不是"牙槽骨吸收"吗？

牙槽骨吸收的确是导致义齿不适的一个原因，但并非唯一原因。

这样啊。那会不会是咬合不良导致的呢？

因肺炎住院的人也常说自己的义齿不合适，难道他们也是因住院后出现牙槽骨吸收而导致的吗？出现义齿不适的问题时，我们首先要确认究竟是义齿本身有问题，还是使用方法不当所致。所以，我们要先对照下方的关键词确认义齿究竟是否在正常工作。

> ➡ 全身健康状况或生活环境是否发生变化？
> ➡ 口腔内是否出现器质性变化？
> ➡ 口腔内是否出现功能性变化？
> ➡ 义齿是否在口中发挥作用？
> ➡ 对义齿的管理是否正确？

首先要确认全身健康状况及生活环境

J女士上一次去口腔科就诊是在两年前，自那以后她就没有看过牙医了，可见现在她口中的这副义齿至少已经戴了2年。长期不对义齿进行维护可能就是造成J女士困扰的其中一个原因。除此之外，对于老年人来说，两年的时间里全身健康状况以及生活环境都可能会发生较大的变化，所以我们务必要先对他们的系统性疾病史（尤其是脑血管疾病、循环系统疾病、神经系统疾病等老年人常见疾病）和药物使用情况进行确认。

此外，老年人的居住地等生活环境也比较容易发生变化，这种变化会直接关系到后续的治疗方案，所以我们也应对他们的生活状态、自理能力等进行简单的确认。除了义齿及口腔的原因外，日常生活活动能力、手指灵活度以及认知功能的下降，也都有可能导致义齿难以使用。

确认营养状态

即使患者的主诉是义齿问题，我们也要询问其包括体重变化在内的营养状况、饮食情况等。在涉及饮食内容时，还要同时确认食

小贴士

如果饮食情况发生了改变，建议按时间顺序询问患者进食相关情况，并做出一份"饮食变化史"，以供将来参考使用。例如：是何时、何地、如何、为何以及在谁的指导下发生的变化。

物摄入的多样性、食物状态（每一口进食量、食块大小、黏稠度等）、每日进食量、进食频率以及是否经常在外用餐等。

义齿不适会造成老年人咀嚼能力下降，从而减少他们摄入的食物的多样性。食物类型单一会对食欲及营养产生影响，甚至还会导致患者的社会性下降。咀嚼能力下降的老年人往往会降低蛋白质的摄入量，转而提升碳水化合物的摄入量，久而久之，他们的体重虽然没有减轻，但骨骼肌的力量水平却在持续下降。除此之外，孤独进食、抑郁倾向、认知能力下降、社会性下降、机体虚弱及全身疾病也可能导致营养不良或食欲不振。

此外，我们还要确认进食时的义齿使用情况，也就是患者是否会佩戴义齿吃饭，如果没有则需要询问原因。

口腔变化的确认

听取患者的全身健康状况、生活环境以及饮食情况后，我们再对可能造成义齿不适的口腔内器质性变化以及功能性变化（表1）进行确认。

义齿治疗通常是口腔治疗的最后一步，接下来就是3~6个月的维护期了。如果患者没有定期进行口腔检查，就不能及时发现口腔和义齿的器质性变化，如牙槽骨吸收、咬合关系改变、义齿破损以及基牙（勾齿）变化等。即使口腔没有出现器质性问题，也不能排除口唇、脸颊等义齿周围组织的功能障碍或唾液分泌异常等导致的隐匿性吞咽障碍。

表1 义齿不适可能引起的口腔内器质性变化及功能性变化

	牙槽骨吸收	· 牙槽黏膜变薄或变得脆弱 · 黏膜病变
口腔器质性变化	基牙的变化	· 龋齿(邻面、根面、支托座) · 牙周病(牙龈退缩,基牙松动)
	咬合关系、下颌位的变化	· 天然牙和人工牙磨损 · 咬合不协调 · 下颌位偏移 · 颞下颌关节症状
	口腔卫生的变化	· 口腔干燥(安静时唾液分泌量低下,药物影响) · 口腔清洁能力下降(手指灵活性下降,空间意识下降) · 健康意识下降(定期体检、社会性、日常生活活动能力下降)
	义齿的变化	· 义齿破裂或断裂(支托装置、义齿支托、人工牙) · 义齿不适(黏膜面不适,咬合不协调)
口腔功能性变化	唾液的变化	· 分泌量的变化(安静时、刺激时) · 性状的变化
	舌唇运动功能下降	· 可动范围缩小 · 肌肉力量下降 · 灵活性下降
	口腔感觉下降	· 感觉阈值上升 · 味觉改变
	咀嚼、吞咽功能的变化	· 咀嚼和吞咽相关肌肉力量下降 · 大脑神经功能下降 · 协调性下降

小贴士

分辨口腔发生的改变究竟是由于衰老、疾病还是废用所致。

我们应将这些基于问诊得出的信息,与全身、口腔及义齿检查的实际结果进行综合分析后再作出判断。因为很多老年人身上都存在"老年口腔综合征"。

什么是老年口腔综合征?

"老年口腔综合征"是一个医学术语,是指口腔因受到器质性问题、功能性问题、废用、疾病以及人体衰老的影响而呈现出来的病理状态。我们应该将口腔问题视为全身性老年综合征的一个部分!

原来如此……看起来，虽然J女士的问题目前集中在义齿上，但应该不止于此。

是的，一说到义齿，大家可能都会觉得这是口腔问题，但我们作为口腔医师，应该利用自己的专业知识，站在一个更加全面的角度来看待问题，切勿一叶障目。

兔子医生笔记 ✎

J女士"最后一次看牙是在2年前"，"她的义齿至少佩戴了2年"，经询问J女士本人及其家人，汇总得出以下信息：

全身、生活方面的变化	口腔的器质性变化
☑目前佩戴的这副义齿是五年多前做的，其后经过多次维修。 ☑搬家后的2年里，没有患过严重的疾病，但已经开始服用治疗高血压的药物。 ☑很多朋友身上都有一些病症，加上搬家的原因，出去吃饭的次数减少了许多。	☑挂着金属钩的牙齿似乎开始松动了。 ☑下巴两侧越来越凹，义齿也变得很松。 ☑晚上戴着义齿睡觉，因为害怕地震。 ☑不使用清洁产品，因为感觉是在浪费钱。
饮食、营养的变化	**口腔的功能性变化**
☑无法咀嚼硬的食物，所以一般都是吃面条等软食。 ☑可能是因为总吃软食的缘故，饮食十分单一，感觉不到乐趣。	☑似乎容易口渴。 ☑义齿不适，说话时偶尔会移位。 ☑"有点不太好意思说，其实我已经有一段时间不使用下面的义齿了"。 ☑没有呛着的情况。

事先了解大量信息和直接观察患者的口腔，果然区别很大啊！

是的。事实上J女士的这副义齿已经戴了五年多，而且后来似乎还修复过好多次，说不定她之前的口腔问题就是义齿不适引起的，不过她的私人牙医每次都会给予及时的处理。但是搬家后，她再也没有检查过口腔，在后来的两年时间里，J女士的口腔不适症状日益加剧，在年龄、疾病、废用等因素的多重作用下，最终表现为严重的口腔问题（图1）。

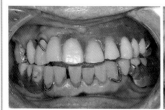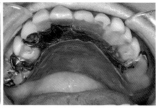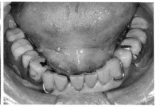

左：在咬合过程中，上下颌的前牙部分出现了一个间隙。下颌左侧磨牙区可见牙槽骨吸收。

中：上颌义齿可见大范围修复痕迹。上颌左侧磨牙区无人工牙。

右：下颌尖牙上的金属钩已脱离牙面。下颌右侧磨牙区的义齿基底面积不足。下颌左侧磨牙区可见咬合磨损。

图1　J女士的口腔

与义齿相关的口腔器质性变化

 唔……看起来J女士的口腔问题还不少呢！

 是的。接下来让我们仔细看看与义齿不适相关的口腔变化吧。关于口腔功能性变化，我们会在其他讲解中进行详细说明，所以此处就先看看口腔器质性变化及对应措施吧！

 嗯！

 有一点需要注意，患者往往会认为只要修复好了义齿，就可以正常进食了。所以，我们要关注造成无法进食的原因究竟是"义齿或口腔自身问题（器质性问题）""义齿难以使用（功能性问题）"，还是"两者均有"，抑或是其他原因。

 也就是说，当我们认为只有器质性问题时，其实也可能隐藏着功能性问题？

是的，没错。这就是为什么我们不能只关注义齿的原因。虽然可能有些麻烦，但我们还是应该将老年人的义齿问题视为"老年口腔综合征"的一个部分来看待！

牙槽骨的变化

随着年龄的增长，人体可能会出现牙槽骨吸收的问题，这一般是由于咬合压力不均引起的，其中义齿不适是最具代表的一个原因。此外，牙槽骨的黏膜会随着年龄的增长而变薄，同时会因患者营养不良或口腔干燥而变脆弱。由此，支撑义齿的牙槽骨逐渐吸收，患者就会出现义齿松动。不合适的义齿很容易在口中移动，造成牙槽骨的损伤和疼痛，除此之外，咬合不协调也会加速牙槽骨的吸收（图2）。

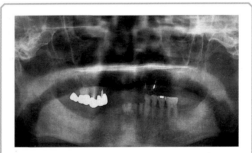

右上颌磨牙区比较完整,右下颌磨牙区已有较大吸收。

图2　不协调的咬合加速了牙槽骨的吸收(J女士的口腔)

牙槽骨的这些变化可以通过重衬（换衬里）来进行治疗。临时重衬（图3）可以使用组织调整剂，但这种做法的缺点是材料不耐脏，因此长期重衬应使用树脂材料。如果义齿贴合度实在太差，那么在患者接受的前提下，建议换一副全新的义齿。

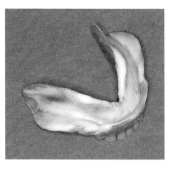

牙槽骨吸收较为严重的义齿，可使用组织调
整剂进行临时重衬，以暂时恢复义齿的稳定性。

图3　使用组织调整剂进行临时重衬

老年人发生口腔念珠菌病和扁平苔藓等黏膜病变以及口腔癌的
概率都比较高，所以一定不能忽视口腔黏膜的检查。

基牙的变化

用于固定局部义齿支托装置（卡环或支托座等）的天然牙，我
们称其为"基牙"。义齿受到的咬合力会传递到基牙上，因此基牙
的受力会大于一般天然牙，也就更容易发生病变。特别是当游离端
的牙齿缺失（即义齿远侧无基牙）时，义齿一侧的基牙会承受更大
的力。此外，基托装置的覆盖使得基牙更容易沉积牙菌斑，因此也
增加了患龋齿的风险（图4）。

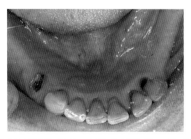

拆除图1中的下颌义齿后，可见左侧基牙3的舌侧有龋坏。

图4　基牙的龋坏(J女士口腔内)

如果基牙因牙周病加剧而出现明显松动，则必须进行拔除及义齿修复。同样，如果牙齿龋坏严重，就需要对基牙进行树脂填充或牙冠修复。若义齿已经无法修复，则应考虑更换新的义齿。

咬合关系、下颌位的变化

天然牙和人工牙在长期使用后都会出现不同程度的磨损，因此会出现咬合不协调，也就是咬合磨损。咬合不协调会影响义齿的稳定性，引起义齿不适、疼痛等问题。此外，严重的咬合磨损还会导致咬合过程中的下颌移位。

磨牙区的人工牙更容易发生咬合磨损，所以佩戴义齿的患者经常出现下颌向前移位引起咀嚼困难的问题（图5）。这种咬合关系和下颌位的变化如果长期得不到改善，就可能出现颞下颌关节症状。

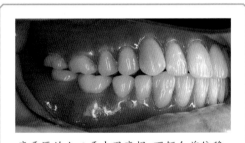

磨牙区的人工牙出现磨损，下颌向前偏移。

图5　人工牙的咬合及下颌位的偏移

咬合不协调的问题可以通过调颌来改善，咬合磨损的问题则可通过重建咬合关系来解决。然而这些办法大多复杂繁琐，所以很多人会选择重新更换义齿。长远来看，咬合不协调和牙槽骨吸收往往会同时存在，所以为了改善义齿不适，通常要同时解决这两个问题。

口腔卫生状况的变化

由于年龄增长和疾病的影响，老年人容易出现唾液分泌减少、手指灵活度下降、空间意识及健康意识下降等问题。这些都可能影响到口腔卫生水平，也会增加基牙的龋坏及牙周病的风险。特别是，义齿上有许多肉眼看不见的小孔，这些地方很容易成为细菌的"温床"，而且对于吞咽功能较差的老人而言，义齿卫生水平下降还有可能诱发吸入性肺炎，因此一定要予以重视。

关于义齿的卫生管理，不仅要注意义齿支托的黏膜面，还应仔细观察平时清洁中容易被忽视的牙间隙（图6）。

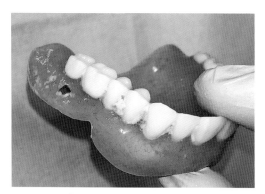

即便没有口腔运动功能障碍的问题，如果口腔卫生状况较差，也会造成食物残渣及牙菌斑沉积。

图6　粘满牙菌斑的义齿

此外，我们还要了解患者是否能够进行自我护理，是否具有认知功能，如果不具备这些能力，那么是由谁协助他们进行口腔护理，这些协助人员的"护理能力"如何呢？

义齿破损

义齿的寿命一般为五年左右。需要修复或更换义齿的最常见原因是义齿破损或断裂，如支托装置、义齿支托或人工牙破损等

（图7），此外义齿支托材料变质以及义齿支托被严重污染也是其常见原因。

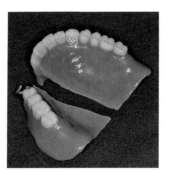

义齿破损分为两种情况，除了完全断裂外，还存在部分断裂后出现裂痕的情况，应注意观察。

图7　义齿破损

支托装置的调整以及义齿支托和人工牙的简单修复可以当即完成，但如需对支托装置和义齿进行更复杂的修复，就需要取印模或咬合模了，那么义齿可能就需要暂时存放在修理处。在大多数情况下，义齿破损都是由基牙和牙槽骨的变化导致的。义齿若需反复修理，则建议直接更换新的义齿。

结　语

毫无疑问，义齿不适往往与义齿支托黏膜面不适及咬合不协调有密切的关联。前来门诊就诊并提出义齿不适问题的患者大多存在口腔问题。对于口腔医务工作者而言，将口腔问题与老年综合征综合考虑是十分必要的。

口腔科的存在不仅是为了解决老年人的牙齿和咬合问题，更重要的是通过对义齿不适和咬合不良的治疗，让患者的饮食更加优化、生活更加美好。这一理念应始终贯穿于老年人的医疗、护理，特别是家庭医疗和口腔专业诊疗的全过程。除了罹患脑血管疾病等突发疾病外，老年人大多不会突然出现生活不能自理的情况，而是会逐渐失去各项生活能力。因此，对于在患者接受治疗后为他们提供口腔健康管理服务的口腔医务工作者而言，必须要具备"义齿、咬合均属于口腔功能的一部分"的临床思维，在患者还能自行前来就诊的期间为他们进行积极的口腔管理。

　　义齿和咬合与老年人的饮食及生活有着十分密切的联系，因此我们不能停留在单纯的口腔卫生阶段，而是应该站在口腔功能管理的角度进行思考，对义齿与咬合进行更加深入的学习研究。

7 种植牙不适

藤井政树・谷口祐介・水谷慎介

K先生

71岁,男性,退休后离开东京,与妻子搬到乡下居住,既往身体健康。

我是第一次来这里……左下方的牙龈从昨天开始就又肿又痛。

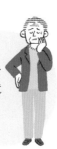

 K先生您好,以后也请您多多关照!先让我看看您的口腔吧,请张嘴。(啊,左下方的牙龈确实有肿大、流脓,上方的陶瓷材料有缺失,可能是不久前刚做过治疗。)

 牙周袋为8 mm,有出血现象。口腔整体都出现了严重的咬合磨损,牙根可能已经断裂。

 X光片已经出来了,这是种植牙吧?

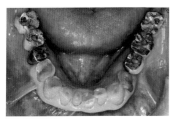 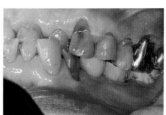 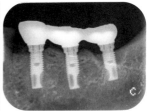

K先生的口腔照片(下颌、左侧口腔及5~7对应部位的牙片)

 是的,种植体四周可见骨吸收。

哎，看起来很严重！

 当有种植牙的患者第一次就诊时，我们应该注意哪些方面呢？接下来，我们一起来看看吧。

K先生的主诉为下颌左侧磨牙区肿胀、疼痛。仔细询问K先生本人后得知，他十多年前曾在家附近接受过一次种植牙治疗，后来一直忙于工作，大约从5年前起就不去诊所复诊了。

K先生在退休后搬到了一个新城市，今天是第一次来这家诊所就诊。遗憾的是当年为他种植牙齿的那家口腔诊所已经关闭，关于他的牙齿种植信息已经获取不到了。表1列出了在这种情况下，我们需要注意的事项。

表1　针对有种植牙患者的诊察事项

诊察项目		检查内容	方法
上部结构	中央螺栓	· 暂封材料是否出现脱落	—
	支托螺丝	· 支托螺丝是否有松动	· 用镊子或手指捏住上部结构并摇晃 · 使用种植体螺丝刀进行检查
	接触点	· 接触点的强度（尤其是近侧的接触点）	· 使用接触测量仪和牙线
	清洁度	· 需要日常清洁的修复体的形态	· 观察用牙间刷或牙线清洁"下侧黑三角"后的情况
咬合情况	咬合接触	· 咬合接触是否过剩 · 是否被施加了侧方力	· 使用咬合纸确认咬合的接触度 · 使用震颤（咬合、滑动时的轻微牙齿晃动）检查或开孔进行早期干预
周围组织	探诊	· 探诊深度如何 · 是否有出血或流脓	· 注意种植体的种植方向，使用20 g左右的力 · 建议使用塑料探针
	骨吸收	· 通过X光片确认种植体周围是否可见骨吸收	· 一年左右拍一次X光片，与上一年度的结果进行比较
清洁状态	清洁器具	· 是否需要更换牙刷或牙间刷 · 是否出现牙龈退缩 · 手部运动是否有障碍 · 是否需要使用电动牙刷	· 用菌斑染色法确认上部结构中附着的牙菌斑

基于表1观察K先生的口腔状况后，汇总成图2。正如兔子医生所说，K先生的植入体周围可见骨吸收的现象，所以我们应先找出导致这一问题的原因。

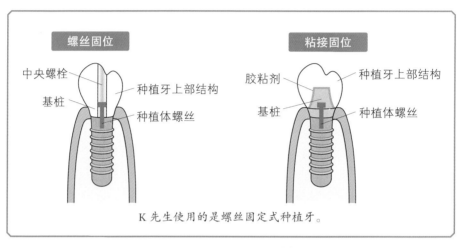

图1　种植牙的结构[1]

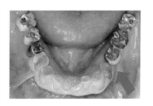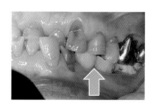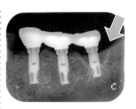

▶咬合面到靠近嘴唇的齿颈部区域的陶瓷材料已经出现缺损。

▶中央螺栓的暂封材料已经脱落，5~7的螺丝已经外露。

▶近侧接触点出现1 mm左右移位。

▶牙冠太大，牙刷和牙间刷无法深入牙间缝隙。

▶过去使用的是SSS号的牙间刷，现在使用S号。

▶种植体周围有8 mm牙周袋。

▶探诊时出血较多，且有脓液流出。

▶种植体周围牙龈受压时没有疼痛，但有脓液流出。

▶最后方的种植体上可见杯状骨吸收。

图2　K先生的口腔内部情况

理想状态下，种植体四周的凹槽应小于3 mm，且探诊时不会出血。但是，如果种植体深度较深或牙龈较厚，安装种植牙上部结构时，种植体四周的凹槽可能会超过3 mm。所以，每次诊疗时都应记录每一次的检查结果，并与前一次的数值进行比较。

种植体在长期使用后出现的变化

 在针对K先生做的检查中，我发现了几个比较重要的信息，在安装种植体上部结构时应该考虑到了咬合和清洁问题吧。

 是的。那么，你认为为什么会出现现在的问题呢？

 是不是因为种植体使用太久的原因……安装种植体后，口腔内会出现哪些变化呢？

种植体周围的牙骨每年都会出现0.2 mm的生理性吸收，牙龈也会出现相应的退缩，所以即使修复体在安装初期形态完美，后期也可能变得难以清洁。随着下部"黑三角"的扩大，牙间刷的尺寸也需要做出相应改变。

此外，剩余的天然牙会逐渐向近侧移动，而种植体周围没有牙周膜，不会发生

对于下颌实施过种植体治疗的老年患者，在"种植体咬合对象的牙齿是天然牙或种植体""与种植体相邻的牙齿是失活牙或单颗牙"的情况下，种植体更容易出现近侧接触分离。

位置改变，这就导致种植体近侧与天然牙之间出现接触分离，继而成为食物残渣的"容身之处"（图3、图4）。

在种植体维护的过程中，口腔医务工作者应注意天然牙和牙周组织的变化情况，并根据这些变化及时调整种植体。

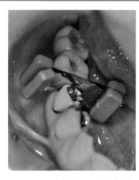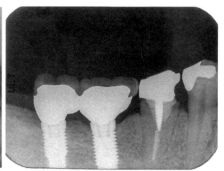

61岁女性，距离上次种植体维护已经过去6年，1个月前开始出现食物残渣沉积于右下侧牙齿的问题。

图3 种植体近侧接触分离导致食物残渣沉积

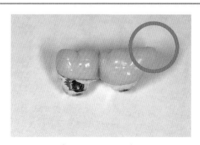

有时也可能需要填充相邻牙齿或重新制作修复体哦！

使用树脂填充种植体上部结构近侧。

图4 针对图3的应对措施

种植体晃动的原因

 K先生右下方处的牙齿似乎也出现了骨吸收问题……

 还真是啊，但跟左侧不太一样。

看起来种植体周围的骨吸收和天然牙的骨吸收已经连起来了！

 看起来是这样。探诊结果如何？

 种植体周围有出血和流脓现象，种植体已出现晃动。这么一来，种植体和天然牙就要同时拔除了……

 现在还不到下结论的时候，我们先看看到底是什么原因导致这种情况。

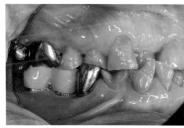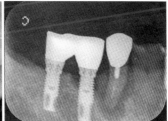

K 先生的口腔内部及右侧牙片

天然牙会因咬合磨损或修复而出现形态变化，也会因牙周病等问题产生移位。众所周知，咬合力太大可能会导致楔形缺损、修复体剥落或摇晃、牙根断裂。种植体上部结构中常用的氧化锆、金属

小贴士

种植体上部结构剥落和种植体螺丝松动常会被视为种植失败或种植不良，但其实未必如此。就像出现交通事故时，汽车的保险杠会因吸收部分冲击力而断裂，但也因此保护了车内乘客的安全一样，上部结构剥落和种植体螺丝松动就好比是种植体的"保险杠"断裂，这是为了保护埋入骨内的种植体及骨骼的安全（"保障乘客安全"）。

以及陶瓷等都是不易磨损的材料，且种植体本身并不会出现位置偏移的现象，所以种植体在口腔中的位置基本不会改变。而高咬合力会导致种植体内的螺丝发生松动（图5），若不进行处理，可能就会导致种植体断裂或种植体周围炎等问题。

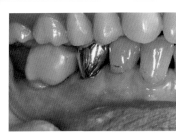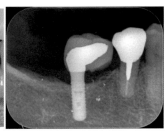

种植体螺丝松动通常很难仅通过X光片来进行判断，所以在保养时应仔细检查咬合情况。

图5　种植体螺丝松动

　　就K先生的情况而言，剩余天然牙的磨损改变了咬合状态，让种植体承受了强大的咬合力，种植体内的螺丝开始松动（并非种植体松动），继而导致上部结构晃动。上部结构一旦晃动，就很容易引发炎症，这也就是K先生出现种植体周围炎（C6骨吸收、出血和流脓）的原因所在。此外，C5天然牙处可见根尖周炎引起的骨吸收，且与C6处的种植体骨吸收相连。

种植体的清洁

试一试！▶▶▶

Q 在下边的病例中，种植体上部结构很难刷干净，这是什么原因？

A

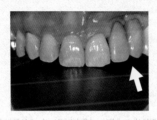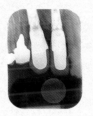

答案 种植体埋入较深，上部结构与剩余的天然牙排列不齐，且牙冠轴面突度过大。

如果种植体上部结构很难刷干净，可能为表2中列出的原因所致。移除上部结构后，要注意观察是否出现种植体周围黏膜炎或种植体周围炎（图6）等问题。与患者的责任牙医协商，将上部结构修整成无须用力也可以刷干净的形态，或是通过增加保养频率来提升专业护理效果，以弥补患者因衰老而导致的自我护理能力下降。如果患者生活无法自理，则需询问是否有专门的看护人员，若有，则应与看护人员进行配合。

表2　种植体上部结构很难刷干净的原因

> ➧ 手部运动障碍
> ➧ 牙冠轴面突度(牙冠的隆起部)过大
> ➧ 最大隆起部位置太低
> ➧ 下部"黑三角"狭窄
> ➧ 种植体埋入较深，与剩余的天然牙在齿颈部上排列不齐
> ➧ 口腔前庭较浅(种植体埋入较深)

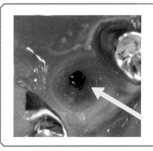

上部结构被移除时,可见种植体周围黏膜发炎、骨面暴露。

图6　早期种植体周围炎

保养时的清洁方式

　　如有必要,可将上部结构移除,以便于清洁种植体下方黏膜、四周以及上部结构的下表面。清除种植体周围的菌斑和牙石时,应使用不会对种植体表面造成损害的器械（图7）,如树脂制超声波洁牙器尖端（用于保养）、钛制洁牙器或钛制超声波洁牙器尖端（主要用于种植体周围炎）等。在清洁上部结构时,应使用橡皮磨光杯及种植体清洁专用牙膏。

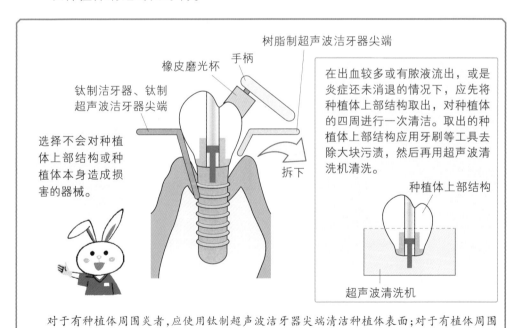

树脂制超声波洁牙器尖端

橡皮磨光杯　手柄

钛制洁牙器、钛制超声波洁牙器尖端

选择不会对种植体上部结构或种植体本身造成损害的器械。

拆下

在出血较多或有脓液流出,或是炎症还未消退的情况下,应先将种植体上部结构取出,对种植体的四周进行一次清洁。取出的种植体上部结构应用牙刷等工具去除大块污渍,然后再用超声波清洗机清洗。

种植体上部结构

超声波清洗机

　　对于有种植体周围炎者,应使用钛制超声波洁牙器尖端清洁种植体表面;对于有植体周围黏膜炎者或健康人群,应使用树脂制超声波洁牙器尖端清洁种植体。

图7　种植体周围炎情况下的口腔清洁保养

可见我们应该先确认老年患者的自我护理情况啊。好希望K先生能尽快恢复……

是的。我们再来看最后一个案例吧。患者是一位住在疗养院的老人，每周都会进行一次口腔护理。看看图8，你有没有什么特别的发现呢？

啊，口腔右下方有一个种植体，但没有上部结构，看起来也不像是在治疗的过程中啊……

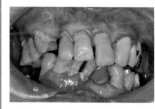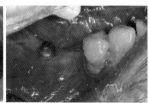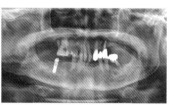

患者78岁，男性，有脑梗死病史，生活不能自理。

图8　某失智症患者的口腔内照片（正面视图）及全景X光片

是的。除了在口腔诊所，我们在上门问诊时也会遇到装有种植体的患者。这位患者的失智症比较严重，生活已经不能自理，护理人员也想为他进行口腔护理，但他似乎很抗拒。

原来是这样啊，怪不得他的牙齿上有很多牙菌斑。

他磨牙比较频繁，当时的责任牙医认为这样很难对种植体进行管理，于是将种植体进行了"休眠"（不安装种植体上部结构，只放置覆盖螺丝或愈合基台，让种植体进入不工作状态）。所以，我们也要考虑一下针对这类患者的处理措施。

我听说已经有越来越多的患者被认定为生活不能自理了，可见在装有种植体的老年人群中，生活不能自理的老人数量或许还会增加。好吧，我也要认真学习更多的种植体知识了！

结　语

种植体品牌众多、类型多样，我们总会遇到一些从未见过的种植体类型。为了在种植体保养和相关疾病治疗方面精益求精，我们首先应准确掌握种植体结构和周围组织的相关理论知识及诊治原则。为了提升患者的治疗满意度，我们努力做好每一天的保养工作吧！

参考文献

[1]藤井政樹・水谷慎介・谷口祐介 著.5章 歯科訪問診療における口腔インプラント. 戸原　玄・中川量晴 編.訪問診療での歯科臨床 在宅歯科医療をさらに高めるClinical QuestionsとQuestions & Answers. 医歯薬出版, 2020.

8 营养不良与口腔诊疗

中川量晴

L女士

76岁,女性,独居,患有类风湿性关节炎,正在住院治疗。

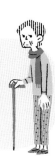

你好，最近我感觉牙齿有紧绷感，甚至还会影响吃东西……你能帮我看看吗？

 （L女士怎么瘦了这么多，她的身体状况还好吗？她一定是因为牙疼，所以没法好好吃饭吧，得赶快治疗才行！）请张开嘴让我看看呢。

 等一下！你再回头看看L女士的主诉呢。

 嗯……"牙齿紧绷""影响吃东西"。我懂了，我们要看的不只是口腔这一个部位！

 是的，她认为这都是口腔问题所致，但我们也要仔细观察她的肤色和其他身体状况。我罗列了L女士的身体状况。

 哇……这么多。

 我们一起来思考应该向她询问哪些问题以及我们应该采取哪些措施吧！

> ➤ 难以正常进食
> ➤ 面色暗黄
> ➤ 指甲苍白、轻微翘起
> ➤ 皮肤干燥开裂
> ➤ 身体消瘦

L女士来诊所时的主诉是"感觉牙齿有紧绷感，甚至还会影响吃东西"，我们观察到她面色暗黄、皮肤干燥开裂，仔细观察她的手部还发现她的指甲发白、中间部位轻微翘起，那么接下来我们要询问哪些内容呢？

营养不良对身体的影响

为了维持正常的机体功能和日常活动，人类需要摄取营养物质后合成人体所需的必要物质，并排出体内的废物。为了维持身体健康、预防并发症，老年人需要保证三种主要营养物质（碳水化合物、脂肪和蛋白质）及维生素、矿物质的均衡摄入。然而，独居老人的食物摄入量一般只有普通人的三分之一左右，他们更容易出现营养不良或营养不均衡的情况。

体内铁元素不足是老年人最常见的营养物质缺乏表现。铁是合成红细胞中血红蛋白的必要成分，长期营养不足会导致"红细胞数量减少""面色暗黄""指甲苍白"以及"贫血"等症状。贫血是因为身体得不到充足的氧气供应所致，若人体长期缺氧，指甲可能会出现中央轻微凹陷、边缘翘起的情况。水果中的维生素C可以促进人体对铁的吸收。所以从L女士的症状看来，除了铁元素外，她体内的维生素含量应该也是不足的。此外，从皮肤开裂的症状看，L女士应该还存在脱水的问题。人体在脱水的情况下，皮肤、嘴唇和口腔都会变得干燥，按压指甲后发白现象不会立即恢复。血运不畅还会引起手脚冰凉的问题。

进食困难的可能原因

那么L女士现在到底是什么情况呢？鉴于她身上出现的疑似特定营养物质（铁元素、维生素C）摄入不足、贫血及脱水的症状，以及"影响吃东西"的主诉，我们首先应详细询问她的进食情况。表1展示了问诊、视诊和触诊示例，重点询问患者关于主食和副食（点心等）的类型、摄入量、摄入次数以及饮食环境等内容，从而找出患者进食困难的原因。

表1　L女士的症状及相应的诊查

症状	问诊、视诊和触诊示例
进食困难	Q. 一般吃什么样的食物？ 　·主食、副食(点心等)的情况？　·摄入食物的营养是否均衡？ Q. 食物的摄入量、摄入次数如何？ Q. 平时和谁一起吃饭？一个人吃饭吗？
面色暗黄 指甲苍白、 轻微翘起	疑似贫血： Q. 是否有摄入含铁量较高的食物(菠菜、小松菜、豆类、动物肝脏、沙丁鱼等)？ Q. 是否有摄入富含维生素C的食物(水果、西蓝花等)？ Q. 是否有消化系统症状(胃痛、便血等)？ Q. 有无气短的症状？
皮肤干燥 开裂	疑似脱水： Q. 是否摄入充足水分(饮水量、次数)？——问诊 Q. 嘴唇、口腔是否有干燥的感觉？——视诊 Q. 按压指甲后发白现象是否会立即恢复？——触诊 Q. 手脚是否冰凉？——触诊
身体消瘦	Q. 最近的体重变化情况？

兔子医生笔记 ✎

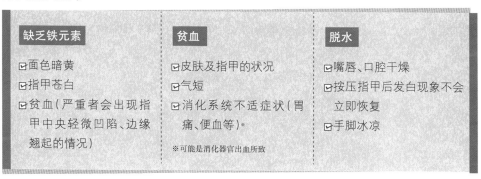

缺乏铁元素	贫血	脱水
☑面色暗黄 ☑指甲苍白 ☑贫血(严重者会出现指甲中央轻微凹陷、边缘翘起的情况)	☑皮肤及指甲的状况 ☑气短 ☑消化系统不适症状(胃痛、便血等)※ ※可能是消化器官出血所致	☑嘴唇、口腔干燥 ☑按压指甲后发白现象不会立即恢复 ☑手脚冰凉

原来如此……所以L女士身上可能存在营养不良、贫血和脱水的问题。她太瘦了，我们要快点帮助她才行！

是的！L女士患有类风湿性关节炎，手指关节有些变形，导致无法正常刷牙。重度牙周炎引起的牙龈红肿也会是她感觉"牙齿紧绷"的一个原因。

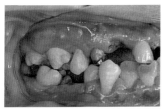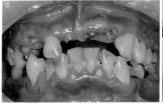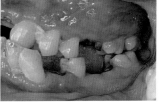

L女士的口腔内情况

哎呀，我一开始先看口腔就好了……

不不不！患者无法进食的主要病因一般都不在口腔内，所以无须从检查口腔开始，而是应该先通过问诊对患者的身体健康状况做出初步了解后再检查口腔（如表1所示），这样就能做出更准确的判断了！

我明白了……在接待患者的时候，我们应该想得、看得更全面些！

营养状况对老年人身体健康的影响及临床观察、评价

我已经明白了，像L女士这样的营养不均衡会对身体健康造成影响。那么在接诊老年患者的过程中，我们有什么需要特别注意的吗？

老年人会因为食物摄入量的减少和消化功能的减退而导致体重下降，这很可能会影响到他们的行动能力。此外，老年人身体组织中的水含量较低，因此也更容易出现脱水问题。这些都可能直接威胁到他们的生命健康，所以应引起重视。

这太可怕了！你快告诉我具体应该怎么做！

体重下降

即便是身体健康的老年人，他们体内脂肪（脂肪组织重量）的比例也会随着年龄的增长而逐渐增加，而肌肉和骨骼（除脂肪外的部分）的比例则会相应减少[1]（图1）。除了这些生理变化，身体在缺乏营养时还会消耗肌肉蛋白来制造糖分。为了补充能量，体内脂肪会被分解，体重也就随之逐渐下降。

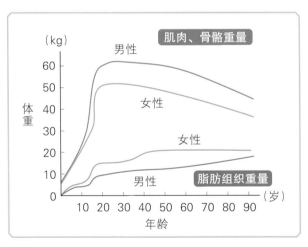

图1　脂肪组织、肌肉、骨骼重量随年龄增长的变化

老年人营养不良的最显著症状就是体重下降。即使是可以步行来就诊的患者，我们也要先询问他们最近的体重变化情况。

我们可以使用体重来大致评估人体的营养状况。在过去2周内体重下降2%或在过去6个月内体重下降超过10%者,均可能存在营养不良的问题。最好能在询问体重的同时询问(或测量)患者的身高,然后参照表2计算出理想的体重,并进行评估。

表2 关于体重的说明

理想(标准)体重(kg) = [身高(m)]^2 × 22	
理想体重百分比(%) = [当前体重(kg)/理想体重(kg)] × 100%	
80% ~ 90%	轻度营养障碍
70% ~ 79%	中度营养障碍
69% 以下	重度营养障碍

试一试! ▶▶▶

Q 请求出L女士的理想(标准)体重与理想体重百分比。

A 理想(标准)体重

理想体重百分比

L女士
身高 150 cm
体重 38 kg

答案 理想(标准)体重为49.5kg,理想体重百分比约为76.8%(中度营养障碍)。

运动功能低下

在营养不良或缺乏运动的情况下,腹部、背部等躯干以及四肢的肌肉含量都会逐渐减少,最终导致"站立和行走"等运动功能下降,严重者会频繁跌倒,甚至卧床不起。

身体消瘦后，骨骼和皮下的肌肉含量与脂肪量都会减少，人体也更容易出现皮炎问题。在长时间坐、卧的情况下，身体骨突部位（骶骨、尾骨、跟骨/脚后跟、髋部等）的皮肤会持续受压，引起压疮（图2）。

小贴士

缺钙会引起骨质疏松症，不慎跌倒后骨折的风险也会随之上升。

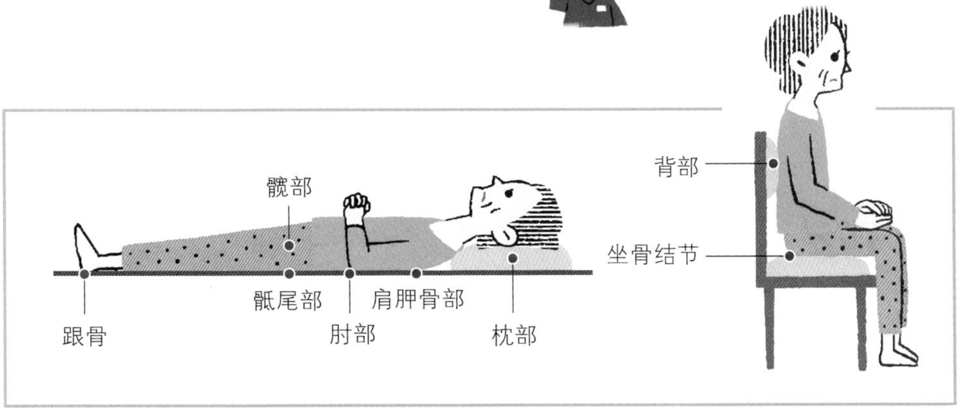

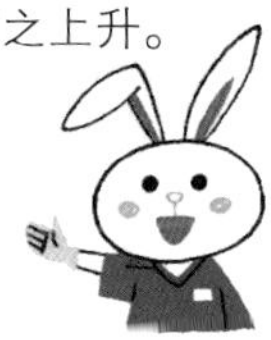

图2　容易产生压疮的部位

观察、评价的要点

步行速度可以用于评估运动功能，但在诊室中，我们一般会根据患者行走的顺畅度以及可否自主站立来对其进行大致评估。

此外,皮炎和压疮的发生部位大都比较集中,可以参考图2来评估这些部位是否有疼痛或炎症问题。

脱水

老年人体内的水含量不高，若不及时补充水分人体就很容易发生脱水，而且他们往往意识不到自己的身体已经缺水。

当血清蛋白含量不足时，人体很可能会出现浮肿现象。用手指按压手部或脚部的肌肉，观察是否有明显压痕。

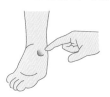

观察、评价的要点

观察或询问患者的皮肤和嘴唇是否干燥、无弹性，口腔内有无干燥感，尿量有无减少。按压时指甲变白，松开后指甲不会迅速恢复血色，也是脱水的表现。

其他异常

■ MNA-SF

通过分析包括食物摄入量、体重减轻程度、步行功能以及BMI {BMI = 体重(kg)/[身高(m)]^2} 或小腿肚周长等项目的简易营养状况评价表（Mini Nutritional Assessment–Short Form, MNA–SF）[2]（表3），可对疑似营养不良的患者进行简单评估。小腿肚周长与BMI有着直接的联系，在不知道BMI的情况下，可以借助小腿肚周长进行判断（图3）。

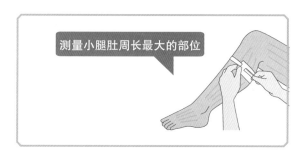

测量小腿肚周长最大的部位

图3　测量小腿肚周长

表3 简易营养状况评价表(MNA-SF)

姓名:　　性别:　　年龄:　　体重:　　kg 身高:　　cm 调查日期:

在下面的□栏中输入合适的数值并相加,得出最终筛查值。

筛查项目

A 在过去的 3 个月内,您是否曾因食欲不振、消化系统问题、咀嚼/吞咽困难等而导致进食量下降?

0 = 进食量明显下降　　　　1 = 进食量略有下降　　　　2 = 进食量没有下降　　□

B 在过去的 3 个月内,您的体重是否有所下降?

0 = 下降了 3 kg 以上　　　　1 = 我不知道

2 = 下降了 1~3 kg　　　　　3 = 没有下降　　□

C 您能自己行走吗?

0 = 长期卧床不起或总是依靠轮椅出行　　1 = 可以离开床或轮椅,但无法自行外出

2 = 可以自由行走和外出　　□

D 在过去的 3 个月内,您是否有过精神方面的压力或患过急性疾病?

0 = 是　　　　　　　　　　2 = 否　　□

E 您是否有神经或精神方面的问题?

0 = 严重痴呆或抑郁　　　　1 = 中度痴呆　　　　　　2 = 没有精神问题　　□

F1 BMI(kg/m²):体重(kg) ÷ [身高(m)]²

0 = BMI 小于 19　　　　　　　　　　1 = BMI 大于等于 19 且小于 21

2 = BMI 大于等于 21 且小于 23　　　　3 = BMI 大于等于 23　　□

如果无法测量 BMI,则回答 F2 以代替 F1。
如果可以测量 BMI,则只需回答 F1,无需填写 F2。

F2 小腿肚周长(cm):

0 = 小于 31　　　　　　　　　　3 = 31 以上　　□

筛查值(最高:14 分)

12~14 分:营养状况良好　　　　8~11 分:有营养不良的风险

0~7 分:营养不良　　□

总分低于 8 分表示营养不良,8~11 分表示有营养不良的风险,12 分以上表示营养状况良好。

● EAT-10

在此为大家介绍一个用于筛查因营养不良而导致吞咽困难的工具（EAT-10，表4）。EAT-10中每个问题都有0~4分的五档评分，其中0分代表没有问题，1分、2分、3分、4分代表不同的严重程度，总分为3分以上者，即为吞咽困难可疑者[3]。

表4　EAT-10(吞咽筛查工具)

1. 吞咽问题导致体重下降	6. 吞咽吃力
2. 吞咽问题成为外出就餐的障碍	7. 吞咽问题大大影响了进餐的乐趣
3. 吞咽液体时比较吃力	8. 吞咽时感觉食物卡在喉咙
4. 吞咽固体时比较吃力	9. 进食时咳嗽
5. 吞咽药片时比较吃力	10. 吞咽成了一种压力

口腔诊所可以采取的措施和指导

 对于我们这些口腔医务工作者而言，要怎么做才可以帮助老年患者预防营养不良呢？

 嗯，我只能为老人提供一些关于预防龋齿和牙周病的饮食建议。对于我们口腔诊所来说，能为患者做的也就只有指导他们尽量维持现况吧。

 维持现况固然很重要，但事实上口腔诊所也可以进行一些简单的营养指导。

 真的吗？快教我，快教我！

口腔诊所可以提供的简单营养指导

以 L 女士为例，类风湿性关节炎导致她的手指关节有些变形，所以她平时在烹饪上可能也存在一些困难。烹饪困难很容易导致营养摄取不均衡。我们在仔细询问她的生活情况后，思考了对应措施（表5、图4）。

表5　考虑到具体生活情况的措施

	与家人共同居住	·调整全家的饮食结构 ·改变饮食环境（如改变用餐时间，增加外出用餐频率等） ·指导本人及家人合适的烹饪方式
独居	家人或亲人偶尔上门	·请家人或亲人协助，如"预先做好饭菜，放进冰箱冷冻保存""在家中放一些易于保存的食物"等
	由看护机构照顾	·将患者的营养状况告知看护负责人，拜托其协助调整饮食结构

> 应思考如何改善患者的咀嚼和吞咽情况，以及如何让患者尽量发挥咀嚼功能。

食物烹饪指导			让患者发挥咀嚼功能
加热使之变软 炖菜、拌菜	处理食材时尽量 切断纤维 一字花刀、十字 花刀、多削皮	适当加入水分 日式煎蛋卷 法国吐司	不要切太碎 一口大小

| 加入油脂
土豆沙拉
金枪鱼葱焖
日式烤红薯 | 加点调料
肉团子、汉堡包
拌菜（白芝麻豆
腐酱拌菜、芝麻
酱拌菜、酸奶
拌菜） | 增稠
西式浓汤、咖
喱炖肉、勾芡
类菜肴 | 小贴士

图4为进食困难的患者提供了具体的烹饪方法解决措施。例如咀嚼功能下降的患者，可以将小块的莲藕或苹果等时令食材混在汉堡牛排中食用，以达到"鼓励咀嚼"的作用。我们也要鼓励患者做出改变。 |

 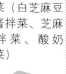 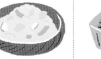 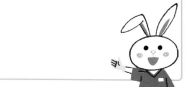

图4　食物烹饪指导[4]

虽然并非所有措施都适合L女士，但只要在烹饪方面稍作改进，就能改善她的进食质量，提高食物摄入量，保证营养均衡。如果她的进食量不大，可以建议她每次都摄入少量的肉、鱼、蔬菜及谷物。如果她的进食量仍然偏低，也可以建议她服用少量可以补充身体能量的营养补充剂、蛋白质粉、含有中链脂肪酸的油类或维生素补充剂等。

寻求营养师的协助

日本于2006年修改了《护理保险法》，允许营养师和家政护理人员进入患者的厨房帮忙。这一制度的服务对象是那些被认定为需要护理的人（处于需要护理状态的被保险人）。

当地的营养师也为这些有需求的人群提供了越来越多的营养支持，口腔医师与营养师合作的重要性也逐渐被人们所认可。身体若出现下列问题，就应积极寻求营养师的帮助。

- 因疾病原因正在采取肾脏饮食、糖尿病饮食、低盐饮食
- 可能存在吞咽困难
- 如L女士一样可能是营养不良或营养不均衡

小贴士

2018年，日本老年齿科医学会发布了"学会对'口腔医师与营养师合作'立场之声明"的意见。

建议去医院就诊的情况

若患者突然出现营养不良的状况，或迟迟无法从营养不良中恢复过来，那么可能就需要去医院检查了。即便年龄相同，每位老年人对营养的需求量也会因消化系统等生理功能、日常活动量和压力等的不同而有所不同。我们可以基于以下两个标准对体重问题进行

判断：①短时间内（如几周内）体重突然下降；②BMI不足18.5。

结 语

　　在本讲中，我们主要介绍了需要营养指导的老年患者，同时也介绍了营养对于身体健康的影响、营养不良的观察及评估要点，以及在口腔诊所可以采取的措施和指导方式。口腔是消化系统的入口，是营养摄入的起始部位，口腔将食物咀嚼成食块，使其容易吞咽，并借助消化酶进行分解，从而促进食物在肠道内的吸收。因此，了解老年人的营养状况，并为可能出现营养不良的老年患者提供营养指导，是口腔医务工作者的重要职责之一。

　　但要注意，营养不良也可能是吞咽障碍引起的吸入性肺炎以及癌症或其他慢性疾病（呼吸衰竭、肾功能衰竭和肝功能衰竭）、骨折、手术等所致，尤其是老年人的营养不良很少出于单一原因，所以对家庭和护理机构的营养指导也非常重要。

参考文献

　　[1]日本老年医学会编.老年医学テキスト 改訂第3版.メジカルビュー社, 2008.

　　[2]Kaiser MJ, et al. Validation of the Mini Nutritional Assessment Short-Form (MNA®-SF): A practical tool for identification of nutritional status. J Nutr Health Aging, 2009, 13: 782-788.

　　[3]若林秀隆, 栢下淳. 摂食嚥下障害スクリーニング質問紙票EAT-10の日本語版作成と信頼性・妥当性の検証. 静脈経腸栄養, 2014, 29: 871-876.

　　[4]日本摂食嚥下リハビリテーション学会編.日本摂食嚥下リハビリテーション学会eラーニング対応 第5分野 摂食嚥下障害患者の栄養 Ver. 2. 医歯薬出版, 2015, 79.

9 口腔诊疗中的全身管理

久保田一政

M先生

75岁,男性,患有高血压、牙周病。

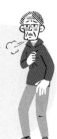

今天,我觉得下颌有些疼痛,而且有几颗牙齿几天前就开始晃动了,我很担心。

 (M先生今天看起来不太舒服啊……) M先生,我觉得您今天应该先去医院检查一下。

 等一下,等一下! 你为什么会这样想?

 他满脸通红,似乎呼吸不畅。而且我记得他曾说过自己患有高血压,所以这应该是全身系统疾病所致的问题吧。

 那都是你的推测罢了。我们应该先检查他的全身疾病史和处方药用药情况,从而了解他的生命体征!

 我明白了! (但什么是生命体征啊……)

　　平时总会定期来复查的M先生,今天看起来"与往常不同"——他"满脸通红,似乎呼吸不畅",但这些都只是我们的主观判断,我们必须客观地评估他的面色较以往红了多少、呼吸较以往困难了多少,即"全身健康状况的恶化程度"。我们无须准确诊断出他究竟出现了哪些异常现象，只需要做出大致判断即可。

如果只是因为面色通红，就建议患者暂停口腔治疗，劝其前往内科进行检查，甚至呼叫救护车，这些都是对医疗资源的浪费。即使我们呼叫了救护车，也要告知救护人员准确的信息，而不能只说一句"患者面色通红，您能来一趟吗"。

我们应通过问诊或咨询主治医生，掌握患者的全身疾病史和处方药用药情况，从而了解患者的身体状况，以便在出现紧急情况时能够及时评估其生命体征的变化及准确应对。

基于生命体征掌握患者的身体状况！

试一试！ ▶▶▶

Q 请按顺序回答出5个在基础生命支持时应确认的生命体征。

A ①   ②   ③   ④   ⑤

答案 ①意识；②脉搏；③呼吸；④血压；⑤体温。

生命体征包括：①意识；②脉搏；③呼吸；④血压；⑤体温。在患者抢救过程中，一定要记住这个顺序。如果患者失去意识、没有脉搏，就应立即开始基础生命支持（Basic Life Support：BLS），即胸外心脏按压。那么这是为什么呢？

生命体征是人体基本生理功能的表征。如图1所示，生命体征以数值的方式呈现出人体在受到外部刺激后的部分反应。例如，在实施洁治术的过程中，患者会因为紧张而出现脉搏加快的现象，这是因为刺激和紧张会引起交感神经兴奋，从而导致生命体征中的"脉搏"加快。

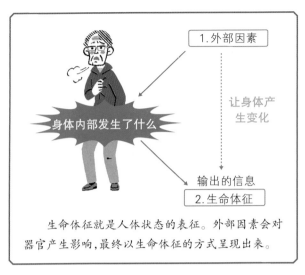

生命体征就是人体状态的表征。外部因素会对器官产生影响,最终以生命体征的方式呈现出来。

图1　什么是生命体征

　　包含大脑皮质在内的中枢神经系统控制着我们的情绪反应。研究表明,人脑中大脑皮质所占的比例高于啮齿类动物,这也是人类与其他生物体的差别所在。

　　人类通过血液将营养物质和氧气输送至脑部,通过呼吸吸入氧气、排出二氧化碳,从而维持中枢神经系统的正常生理功能。此外,如图2所示,大脑皮质会接收来自身体其他部位的信息,并通过控制循环系统和呼吸系统的反应机制来作出反馈。

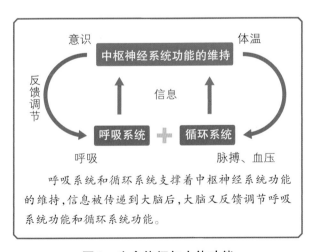

呼吸系统和循环系统支撑着中枢神经系统功能的维持,信息被传递到大脑后,大脑又反馈调节呼吸系统功能和循环系统功能。

图2　生命体征与人体功能

关于生命体征，可以参考表1所示内容，这些生命体征的变化都与感染有着直接关系。口腔科经常与感染打交道，口腔医务工作者在口腔卫生管理中采用的洁治术、SRP等都是对感染和炎症的预防措施。像M先生这种因牙周病而出现牙齿松动和疼痛的患者，其生命体征可能因此出现了变化，所以我们应先为其进行口腔卫生管理，以彻底清除感染源。

表1　生命体征及其相关信息

生命体征	相关信息
1.意识	中枢神经系统功能、感染
2.脉搏	心脏功能、感染
3.呼吸	二氧化碳排出、氧化、感染
4.血压	心脏功能、感染
5.体温	大脑(下丘脑)功能、感染

生命体征的正常范围

了解完生命体征的意义，下一步就是要牢记其正常指标了，如此才能在指标出现异常时及时发现问题。并非所有的指标异常都表示事态紧急，但至少我们应该对此予以重视。当身体出现异常时，很可能是某些疾病正在影响生命体征。接下来，让我们一起使用前面学到的知识来观察M先生吧（表2）。

表2　生命体征及其评价方法

生命体征	信息	评价方法
1.意识	中枢神经系统功能	使用JCS、GCS进行评价
2.脉搏	心脏功能	触摸颈总动脉和桡动脉
3.呼吸	二氧化碳排出、氧化	评价胸部是否有起伏
4.血压	心脏功能	测量血压
5.体温	大脑功能（下丘脑）	使用体温计测量

小贴士

我们可以在患者就诊时为其测量血压和体温。若诊所内常备医疗监视器，可以让患者坐下，对其身体状况进行仔细确认，从而对患者的生命体征进行测定和评估。

1.意识

表3的JCS量表（Japan Coma Scale，日本昏迷量表）及表4的GCS评分（Glasgow Coma Scale，格拉斯哥昏迷评分）都用于评价昏迷程度，JCS量表在日本较为常用，而美国则一般使用GCS评分。基于JCS量表和GCS评分可知，患者对疼痛的反应越弱，其意识水平也就越低。

如果患者在接受洁治术或SRP后失去意识，那就要引起重视了。那么M先生的情况如何呢？他还没有开始治疗，他准时来到了诊所，他的JCS评估结果可能在I-1或I-2，GCS评估结果可能在E4V4或5M6的范围内。虽然M先生的状态看起来与平时有些不同，但就意识方面而言，他尚未达到紧急状态。

表3　JCS量表

Ⅰ 无须刺激也处于清醒状态		Ⅱ 刺激后清醒	
1	神志不清	10	呼唤后很快睁眼
2	定向障碍	20	受到刺激后睁眼
3	说不出自己的名字及生日	30	受到疼痛刺激或被呼唤很久后才睁眼

Ⅲ 即使刺激也不清醒	
100	受到疼痛刺激后伸手拂开
200	受到疼痛刺激后手部有轻微反应
300	对疼痛没有反应

根据清醒程度进行分类，数值越高，表示昏迷程度越严重。

表4　GCS评分

E 睁眼反应		V 语言反应		M 运动反应	
4	自发性睁眼	5	定向障碍	6	听从命令
3	受到声音刺激后睁眼	4	语言混乱	5	伸手拂开
2	受到疼痛刺激后睁眼	3	胡说八道	4	有疼痛逃避反射
1	受到疼痛刺激也不睁眼	2	语言让人无法理解	3	身体异常蜷缩
		1	无	2	因疼痛而伸展身体
				1	完全不动

分数越高，表示昏迷程度越轻。合计8分以下者即可判断为重症。

2.脉搏

测量脉搏的最佳位置是桡动脉处（图3），老年人脉搏跳动的正常频率为每分钟60~100次。不过想必大家都知道，许多老年人患有心脏疾病，即使他们的心率超出正常范围，也不代表他们当前处于异常或紧急状态。我们首先要做的是，基于诊疗信息或者患者平日的体检情况，评估患者的脉搏情况。

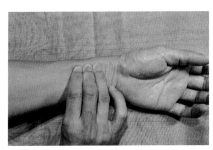

用食指、中指和无名指搭在桡动脉处，先测出10 s的脉搏次数，然后再乘以6，即为1 min的脉搏数。

图3　按压桡动脉处测量脉搏

M先生看上去"呼吸不畅"，但也不能排除是疼痛或感染引发的心率加快、呼吸短促。

3.呼吸

呼吸的次数可以通过观察胸部起伏次数得出。老年人的正常呼吸频率为每分钟16~20次。像M先生这样看起来"呼吸不畅"的患者，可能是呼吸浅而快，也可能是呼吸深而慢。图4展示了出现颅内出血或蛛网膜下腔出血等中枢神经系统异常情况时的呼吸模式。如果患者出现了因舌根后坠而致的呼吸短暂停止的潮式呼吸或比奥呼吸，即使目前呼吸正常，也要予以高度重视。

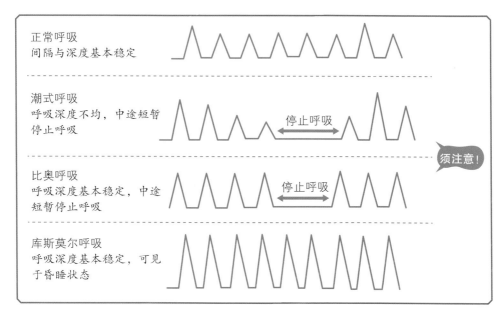

图4 呼吸模式

如果患者的呼吸频率高于正常范围，如每分钟高达35次，就可能是疼痛或感染所致。如果条件允许，应使用脉搏血氧仪测量经皮动脉血氧饱和度（SpO$_2$），确认其数值是否有所下降。

虽然经JCS和GCS确认患者意识清晰，但只要SpO$_2$低于90%且迟迟无法回升，我们就应考虑患者是否存在需要立即送医抢救的气道问题或肺部感染问题。

4.血压

基于高血压判定标准[1]，当老年人收缩压超过139 mmHg，或舒张压超过89 mmHg时，就可被认定为高血压。在WHO的高血压分级中，高血压的严重程度是根据血压水平分级的（表5）。

表5　WHO的高血压分级

	收缩压	舒张压
高血压 1 级	140～159 mmHg	90～99 mmHg
高血压 2 级	160～179 mmHg	100～109 mmHg
高血压 3 级	180 mmHg 以上	110 mmHg 以上

小贴士

心脏通过收缩和扩张来泵送血液。心脏收缩时的血压被称为"收缩压"，心脏扩张时的血压被称为"舒张压"。

血压和脉搏一样，会因交感神经受到刺激等因素而产生波动。如果一个平日收缩压/舒张压为120/90 mmHg的患者，在某一天血压突然升至180/110 mmHg以上，且出现意识模糊、呼吸模式异常的情况，就要考虑是否出现了脑出血等脑血管疾病，并应立即送医抢救。

口腔治疗在医学领域属于小手术范畴，因此建议按照图5所示的分类对患者展开治疗，且必须随时监测生命体征。若有血压控制不佳的高血压患者来到诊所，我们不可马上开始治疗，应如图6所示，先向患者询问相关信息，或建议患者去综合医院就诊以合理控制血压。

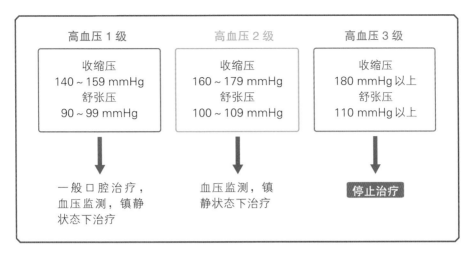

图5　血压偏高患者的口腔治疗标准

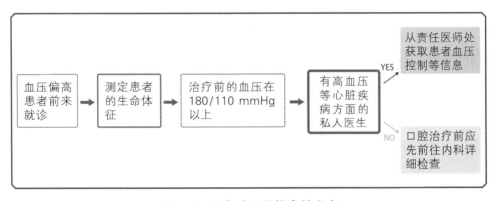

图6　如何应对血压偏高的患者

　　那么M先生的情况如何呢？他的意识比较清晰，虽然呼吸频率和呼吸模式可能有些异常，但我们并未掌握他的血压数据，所以暂时无法做出准确的判断。此外，感染等原因引发的败血症也可能导致心率加快、呼吸急促、血压下降，M先生这次的症状暂时无法排除是由感染引起的发热或是低血压所致，所以我们首先要做的就是对其进行监测。

5.体温

表6和表7罗列的是体温的分级及发热类型。感染是老年人发热的最常见原因，若是口腔方面的感染，可以由口腔医师进行干预治疗，但如果是流感、肺炎等非口腔问题导致的感染，建议患者前往内科就诊。我们需要运用自己的专业知识来判断患者是否需要进行口腔干预治疗。例如，慢性根尖周炎引发的败血症或化脓性疾病所致的发热属于弛张热，可以在口腔诊所进行治疗。

表6　体温的分级

	温度分类
低热	37℃以上，不足38℃
中热	38℃以上，不足39℃
高热	39℃以上

表7　发热类型

	体温的变化	疾病
稽留热	24小时内体温波动不超过1℃，持续高热	脑膜炎、恶性淋巴瘤
弛张热	24小时内体温波动超过1℃，不会恢复正常体温	败血症、化脓性疾病
间歇热	24小时内体温波动超过1℃，有时恢复为正常体温	疟疾、病毒感染

充分利用生命体征

 所以，我们要充分利用生命体征，从多个角度找出我们感觉"异常"的原因。

正是如此。当我们更了解患者的身体状况时，他们才能更加放心地接受治疗！

嗯！那我这就去检查一下M先生的身体状况！

身体状况与口腔治疗

我们需要通过监测数值来直观把握患者的生命体征变化情况。例如，我们只看到M先生"满脸通红，呼吸不畅"是远远不够的，还需要判断他是否有高血压、发热、牙痛等可引起心率过快的疾病，即需要找出让我们感觉"异常"的原因（表8）。

表8 "和平时不同"的原因

> ➜ 需要进行内科紧急处理吗？
> ➜ 进行口腔诊疗后有没有异常情况？
> ➜ 是否有全身疾病？
> ➜ 是源自口腔的问题吗？

患者生命体征平稳，完全可以接受口腔治疗，或患者生命体征略有不稳但可以接受口腔治疗，这两种情况我们都可以为其进行口腔治疗。我们应在每次治疗前做出上述判断。例如，若患者患有急性病毒性肺炎，我们则会考虑在口腔治疗前，让患者先进行肺部治疗。在对患者的身体状况做出评估之前，口腔诊所基本不会进行洁治术或SRP等口腔治疗。所有医学治疗都应该考虑轻重缓急，若在口腔治疗期间，患者的生命体征出现大幅波动，应立即采取急救措施。

完善血液检查

管理口腔卫生是口腔医务工作者的一项重要工作，其中洁治术和SRP都属于口腔科小手术。虽然如今在口腔诊所中一般不会进行血液检查，但手术前通过血液检查了解患者的身体状况还是非常必要的，这样可以更好地预防手术感染。

一般的口腔诊所可能尚不具备完善的采血技术，在安全保障方面也尚有不足，因此笔者都是基于患者在综合医院的诊疗信息确认患者的血液检查情况，判断患者的身体状况，以获得与患者出血倾向和易感染性相关的信息。

结　语

日本厚生劳动省2018年的统计数据显示，在70岁以上的人群中，约有75.7%的男性和74.1%的女性患有高血压[2, 3]。随着人均寿命的不断增加，超高龄老年人往往患有多种疾病，而并非只存在牙齿问题。在提供口腔治疗之前，我们首先应全面了解患者的身体状况。

饮食、行走、说话和微笑伴随着我们度过人生中的每一天。口腔医务工作者应以改善患者的生活质量为己任，只有在充分了解患者的身体状况后，才能对其生活质量的改变做出正确的评估。

参考文献

[1]日本高血圧学会高血圧治療ガイドライン作成委員会編. 高血圧治療ガイドライン2019. ライフサイエンス出版, 2019.

[2]厚生労働省. "平成30年国民健康・栄養調査報告". https://www. mhlw. go. jp/content/000681200. pdf.

[3]アメリカ心臓協会. ACLSプロバイダーマニュアル AHAガイドライン2015準処. シナジー, 2017.

10 帕金森病与口腔诊疗

若杉叶子

N先生

72岁,男性,与夫人一起住在
自己家中。

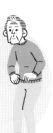

好久不见,今天也拜托
您帮忙看看我的牙周病。

 N先生在走路时双腿有点向前弯曲⋯⋯我记得他以前来的时候并不是
这样的。

 你还有其他发现吗?

 他的义齿上有大块的食物残渣,而且双手也在颤抖,可是握住杯子后
就突然停止颤抖了。是不是因为他太久没来所以有些紧张?

 也许,他是得了帕金森病。

 咦⋯⋯我在学校的时候好像学过这个病。帕金森病具体是什么疾病
啊,我该怎么做才好呢⋯⋯

　　今年72岁的N先生,10年前就开始定期来诊所检查口腔,在
牙周病的护理方面也一向十分及时。但是这一次他却隔了很长时间
才来,而且看起来有些奇怪。仔细观察我们就会发现,他的步履显
得有些蹒跚了,这到底是怎么回事呢?

一般来说，口腔医师在复查时只会关注患者口腔的变化。即便患者的走路方式有所改变，即便被诊断为"帕金森病"，在大多数情况下也不会引起口腔医师的重视。然而，正如导读中所提到的那样，我们应该基于"全身"的角度来观察患者，帕金森病也会对口腔健康产生重大影响。让我们先来了解一下什么是帕金森病吧！

帕金森病的症状及治疗

帕金森病的发病机理为：中脑黑质多巴胺能神经细胞发生病变，神经递质多巴胺（DA）数量减少，引起锥体外系症状（锥体外系损害引起的不自主运动）。

帕金森病的主要症状如图1所示。患者从发病初期开始就会显现出静止性震颤（颤抖）、肌强直（肌肉兴奋性增强）、运动迟缓和姿势反射消失这四个具有临床特征的运动症状（四大症状）。静止性震颤是指安静时出现手部和下颌震颤，握物后手部震颤消失。肌强直是指肌肉的兴奋性不断增强，导致肌肉僵硬。运动迟缓是指动作幅度变小，体现在面部肌肉上就是出现面具般的表情。姿势反射丧失是指患者的身体平衡性下降，如果同时患有步态障碍（迈不开步子、步履蹒跚、难以迈出第一步），就会加剧患者跌倒的风险。

帕金森病的症状往往都是从身体一侧开始的，随后逐渐波及身体另一侧，日常生活活动能力也会随之下降。帕金森病的症状十分多样，除了上文提到的多个运动障碍症状，还有自主神经功能障碍（便秘、直立性低血压、排尿困难）。有些患者虽然不会出现认知功能下降的问题，但反应时间会逐渐延长。

帕金森病在60岁以下的人群中进展较为迅速，在60岁以上的老年人群中则较为缓慢。

四大症状			
静止性震颤（颤抖）——安静时出现震颤	肌强直（肌肉兴奋性增强）——肌肉僵硬	运动迟缓——动作幅度变小、面具表情	姿势反射丧失——平衡性下降（迈不开步子、步履蹒跚、容易跌倒、步态迟缓）

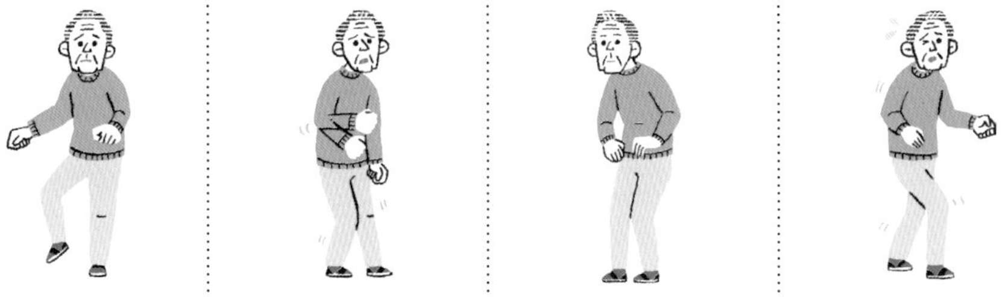

其他症状					
脚步颤抖、迈不开步子、步态慌张	动作笨拙	抑郁，不安	"小字症"	说话的声音很小	自主神经功能障碍（便秘、直立性低血压、排尿困难）

图1　帕金森病常见症状

治疗

帕金森病主要依靠药物治疗。多巴胺水平被控制在治疗范围后，患者的锥体外系损害症状会得到改善，运动水平也能有所好转。患者可服用左旋多巴来提升脑内的多巴胺水平，左旋多巴为多巴胺的前体物质（指生产某一物质的前一阶段物质）。若单独使用左旋多巴无法达到提升多巴胺水平的效果，可以配合使用多巴胺激动剂和多巴胺降解酶抑制剂，或增加服用次数，从而让血液中的多巴胺浓度维持在一个稳定的水平。

随着病情的发展，患者会出现疗效减退以及运动障碍现象，这些表现大多具有特征性[1]（图2）。所谓疗效减退，是指药效越来越短，无法延续到下一次服药时，从而导致锥体外系损害症状再次出现。锥体外系损害症状一般发生在服药后的1~3 h，如出现这种情况，应对药物和服药方法进行调整。运动障碍是指身体的某个部位出现不自主抽动，一旦发现患者出现这些运动障碍，应主动向其责任医师或责任牙医报告。

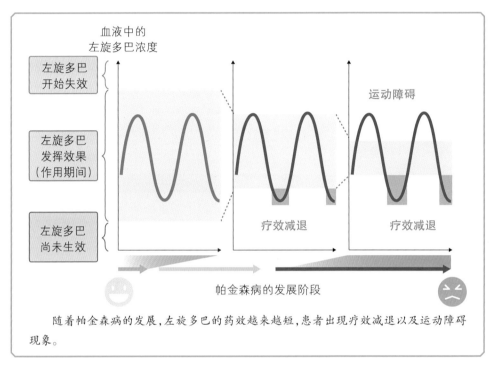

随着帕金森病的发展，左旋多巴的药效越来越短，患者出现疗效减退以及运动障碍现象。

图2　疗效减退和运动障碍

舌头运动功能低下

 这么说起来，其他帕金森病患者似乎也出现了同样的四大症状。

 是的。如今日本的帕金森病患者人数约为14万，且多见于高龄老人。

 我们应该注意哪些方面呢？

 帕金森病患者的口腔也会出现相应变化，应综合全身健康状况来思考解决措施。

吞咽困难

对于经口摄取食物及药物的患者，应评价他们的进食情况和服药能力。锥体外系损害导致的舌头运动功能低下是帕金森病的一个常见表现，舌头运动速度缓慢和运动范围缩小会加大咀嚼和吞咽的难度。这部分患者还会因口腔力量不足而无法咀嚼坚硬的食物。

长期如此，患者可能出现食物摄入不足、营养不良及脱水问题，继而影响全身健康，而且也可能影响药物的吞咽，使药物无法发挥疗效。

小贴士

舌头运动功能低下也可能是义齿不适导致，因此也应检查义齿情况。患有帕金森病等功能障碍性疾病的患者，对义齿贴合度的要求比无功能障碍性疾病的患者高。因为口服药物时无须用到义齿，所以也可考虑摘除义齿后再服药。

观察、评价的要点

流涎（流口水）、口腔内食物残留、舌苔和构音障碍都是舌头运动功能低下的表现。在观察患者口腔时，要检查内部是否有唾液滞留和食物残留。若出现口腔内唾液滞留，流口水，食物残渣沉积于口腔前庭、舌面或上腭的现象，则可能存在舌头运动功能低下的问题（图3、图4）。

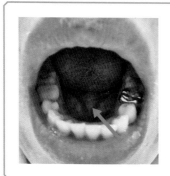

流涎患者的口腔内会出现唾液滞留现象，即使指示其吞咽唾液，患者一般也做不到。

图3　口腔内唾液滞留

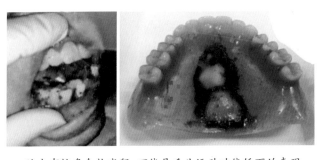

口腔内有较多食物残留，可能是舌头运动功能低下的表现。

图4 口腔内食物残留

舌头黑变

接下来，我们要检查的是舌头。舌苔厚腻也可能是舌头运动功能低下的表现，尤其是当舌苔为黑色时，就表明可能存在药物长时间停留在口腔内的情况。舌头运动功能低下，加之药物在口腔内停留时间过长，都会导致左旋多巴与口腔内的氧化镁发生反应，出现如图5所示的现象。

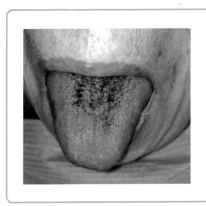 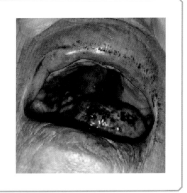

图5 左旋多巴与氧化镁反应后产生的黑变

观察、评价的要点

因为帕金森病主要依靠口服药物治疗，所以应确认药片或喷雾是否会残留在患者口中，并向责任医师或责任牙医报告。

构音障碍

接下来，我们通过对话来判断患者是否存在构音障碍。患者若吐字清晰，则表明其舌头运动功能正常。若口腔医师需反复询问才能听清患者的回复，患者就可能存在舌头运动功能低下的问题。

> **观察、评价的要点**
>
> 若有舌头运动功能丧失的疑虑,应询问患者是否可以正常进食,进食时间是否延长,体重是否保持不变,以及是否能正常服用药物。

针对帕金森病，口腔诊所能采取的措施和指导

 最重要的还是不能错过任何帕金森病的迹象。那么对于我们口腔诊所来说，需要注意哪些方面呢？

 我们要注意观察患者的身体变化。因为有些变化十分不起眼，所以我们应该逐一确认并采取措施！

 明白了！认真对待每一个患者，对吧。

诊疗前的病情评估

首先是要注意观察患者最近的身体变化。诊疗前，观察患者在听到自己名字以及与我们对话时的反应是否与平时一致。如果感觉"好像有点异常"，就应向患者家人询问患者近期状况如何。

其次是要测量患者的血压、脉搏和 SpO_2。帕金森病患者的生命体征可能会随着时间的推移和姿势的变化而出现波动。这一点在

直立性低血压中尤为明显，因此要特别注意观察患者是否出现了因直立性低血压而导致的意识不清或身体不适的情况。在治疗的过程中，我们还应保持患者颈部位置的稳定，以防出现误吸。

小贴士

若患者自诉说话及咀嚼困难，我们应该仔细辨别其原因是在于口腔问题，还是在于全身疾病。我们可以通过询问患者"有手脚变笨拙的感觉吗?"或"有肌肉无力的感觉吗?"来辅助判断。同时，我们也要注意观察患者走路、说话时的姿态以及面部表情。

口腔护理指导

锥体外系损害导致帕金森病患者的上肢运动功能严重下降，临床上一般使用Hoehn-Yahr分级表[2]来评价帕金森病的严重程度，病情越重，患者对牙菌斑的控制能力越低（表1）。

表1 帕金森病Hoehn-Yahr分级表

级别	描述
0级	无帕金森病
1级	单侧帕金森病
2级	双侧帕金森病
3级	轻中度帕金森病，出现姿势反射丧失症状，但生活可自理
4级	病情严重，但勉强可以自主行走
5级	卧床或坐轮椅，生活不能自理

等级越高，病情越重。

上肢运动功能下降后，患者无法正常刷牙，根龋的发病率也就随之上升。患者的主诉包括了咀嚼困难，而咀嚼困难可能会造成患者多以碳水化合物和甜食为食。舌头运动功能的下降会导致滞留口腔内的食物量增多及食物滞留时间延长，同时，患者对牙菌斑控制能力的降低也会加速龋齿及残根问题恶化。因此我们需要为患者量身制定适合他们的口腔护理方案，并对其进行指导，同时也要在饮食方面给出一些科学建议。

营养指导

帕金森病有一个比较重要的特征：患者一般不会意识到自己的变化。换言之，即使出现吞咽困难、容易被液体呛到、体重下降等现象，患者一般不会有所察觉。

观察患者在口腔诊所里吃点心、喝水的情况或询问其每天的饮食情况，为其提供营养指导，掌握患者的体重变化情况，这些都是非常行之有效的方法。同时，我们也要积极与患者的责任医师及护理人员分享以上信息。

小贴士

如果患者的身体状况已经不适宜前来诊所就诊，那就需要更改为上门诊疗的方式。但很多患者并不了解上门诊疗服务，所以我们要耐心予以说明。口腔诊所门诊服务与口腔医师上门诊疗服务相结合十分重要。

结　语

　　“治疗牙齿”是口腔医务工作者的一项重要使命。我们首先要明白，“治疗牙齿”的根本目的在于让患者能够更好地享受美食。特别是对那些生活基本可以自理的患者，早发现、早治疗，就能让他们未来的生活更舒适。口腔治疗并非最终目的，而是一种提升患者生活质量的手段。口腔专家能做的还有很多，“观察患者的身体状况及生活状态”已经变得越来越重要。

参考文献

　　[1]厚生労働科学研究費補助金難治性疾患等政策研究事業(難治性疾患政策研究事業)神経変性疾患領域における基盤的調査研究班. パーキンソン病の療養の手引き. http://plaza. umin. ac. jp/～neuro2/parkinson. pdf.

　　[2]難病情報センター. パーキンソン病(指定難病6). https://www. nanbyou. or. jp/entry/314.

　　[3]医療情報科学研究所編. 病気がみえる⑦脳・神経. メディックメディア, 2011.

　　[4]小阪憲司, 織茂智之. 「パーキンソン病」「レビー小体型認知症」がわかるQAブック. メディカ出版, 2011.

　　[5]パーキンソン病と類縁疾患. Medical Practice, 2018, 35.

　　[6]山本敏之. 総説・進行していく神経難病についての考え方. コミュニケーション障害, 2013, 30: 80–83.

脑血管疾病与口腔诊疗

吉田早织

O先生

75岁，男性，脑出血后。

（O先生今天来做牙齿护理）啊……这个……嗯……那个……

O先生半年没有来，怎么好像说话非常费力，手脚也不那么协调了，他是不是哪里不舒服？

你还有其他什么发现呢？

O先生无牙痛，左侧牙齿刷得比较干净，右侧牙齿可见许多食物残渣。O先生还说自己漱口时曾被水呛到。

O先生的身体状况和以前明显不同啊，请向他本人及家属确认一下病情。

　　O先生非常注重口腔清洁，常年坚持做口腔护理，频率为每月一次。此次他是隔了半年才预约，并且是在家属的陪同下前来诊所，他不仅必须拄拐行走，而且存在一侧肢体活动障碍的表现……据说他半年前被诊断出脑血管疾病。

　　脑血管疾病已经成为日本人死亡的第四大杀手[1]（图1），且已经成为病患需要看护及长期卧床的最大原因[2]（图2）。来口腔诊所就诊的患者中，患有脑血管疾病的也不在少数。因脑部的受损部位及范围不同，这些患者的症状及轻重程度也各不相同，其中一些人出现了肢体活动障碍后遗症。

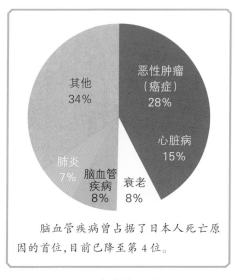

脑血管疾病曾占据了日本人死亡原因的首位，目前已降至第4位。

图1　日本人的死亡原因

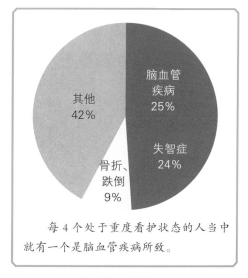

每4个处于重度看护状态的人当中就有一个是脑血管疾病所致。

图2　病患需看护的主要原因

脑血管疾病概述

脑血管疾病包括由血管堵塞导致的脑梗死和由血管破裂引起的颅内出血（图3）。高血压、糖尿病、脂质异常症、心脏病、饮酒、吸烟、肥胖等都是能够诱发脑血管疾病的危险因素。

脑梗死

脑梗死是指因脑血管狭窄或堵塞引起的脑组织局部坏死的疾病。脑梗死可以分为两类：一类是因动脉硬化而变狭窄的血管出现血栓导致堵塞的"脑血栓"；一类是身体其他部位的血栓进入血液堵塞脑动脉导致的"脑栓塞"。

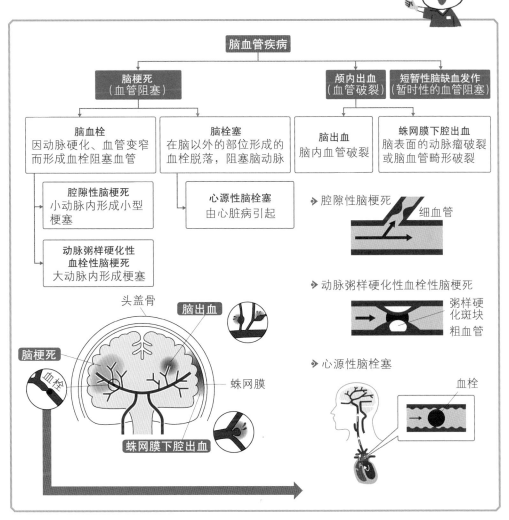

图3　脑血管疾病

　　疾病急性期（疾病发病后的短暂时期被称为"急性期"）可以采取溶栓治疗或外科手术治疗。为防止复发，患者要服用促进血液循环的药物

（抗血小板疗法或抗血凝固疗法），对危险因素的控制即使是到生活期（经过积极治疗，病情稳定，即进入"恢复期"，"恢复期"后便是居家休养的"生活期"）也依然必须继续。但这些药物可能会增加出血风险，因此进行口腔治疗时必须特别注意。

颅内出血

颅内出血是指因高血压等致脑血管破裂而引起的出血，可以分为脑内血管破裂的"脑出血"，脑表面动脉瘤破裂或脑血管畸形破裂的"蛛网膜下腔出血"。

脑出血多发于大脑基底核。脑干作为维持生命活动的中枢，一旦出血往往会遗留严重的后遗症。急性期如出现脑疝（因颅内压增高导致部分脑组织向相邻的组织移位），可以采用血肿清除手术或脑室导流等外科方法治疗。

蛛网膜下腔出血多见于50~70岁的女性，患者发病时会伴随类似棍棒击打的剧痛及意识障碍。

此病预后不良的案例很多，据统计，此病的死亡率高达50%，能够正常回归社会的患者仅三成左右。为预防再次出血，可以通过脑动脉瘤颈部夹闭手术（使用夹子夹住动脉瘤根部）或动脉瘤线圈栓塞手术（使用线圈缠住动脉瘤以预防破裂）等外科方法进行治疗。

脑血管疾病后遗症

因脑组织受损的部位及大小不同，此病的后遗症的严重程度也存在差异，但大多后遗症都会给患者的日常生活带来不便。身为医务工作者，有必要事先了解患者的身体健康状况，为患者提供更好的服务。

肢体活动障碍

脑血管疾病患者常见偏瘫后遗症，可表现为患侧肢体活动障碍。患者因难以保持身体平衡，必须要拄拐才能步行。此外，患者还会出现手脚肌肉僵硬、关节活动困难（图4）。

如果惯用手出现活动障碍，患者很可能会握不住牙刷，无法进行口腔清洁。

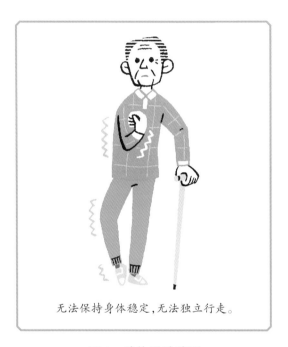

无法保持身体稳定，无法独立行走。

图4　肢体活动障碍

感觉障碍

偏瘫侧的口腔痛觉及其他感觉丧失。有些患者在饭后即使牙缝或颊黏膜之间有食物残留也无法察觉。此外，患者对龋齿和咬伤等带来的疼痛也会变得迟钝。

构音障碍、吞咽障碍

口腔周围肌肉、吞咽相关肌肉的麻痹有时会影响患者正常说话和进食。因此，患者在接受口腔治疗时有可能会出现水从嘴角溢出或呛水的情形。此外，据说有70%的患者在疾病急性期会出现吞咽障碍症状，但只有不到10%的患者该症状会一直持续到疾病晚期。

脑高级功能障碍

脑高级功能障碍是指感知障碍、认知障碍、言语障碍、心理障碍等。许多时候仅从外表无法判断患者是否存在这些障碍，甚至患者本人都察觉不到（表1）。

表1 脑高级功能障碍的种类

	症状	可能在诊疗室出现的情形
失语症	运动性失语：能够理解语言，但说话费力，只能断断续续地说简短的单词	想要说话，但无法流利地表达
	感觉性失语：说话很顺畅，但错误很多，让人很难理解	
	完全性失语：运动性失语和感觉性失语二者兼具	
记忆障碍	难以形成新的记忆或回忆起旧的事	忘记治疗的内容；反复问相同的问题
失用症	不知道衣服的穿脱方法或工具的使用方法，无法完成目的性动作	平常能够完成张嘴、吐舌等动作，但被要求做动作时却无法完成；拿到牙刷后，被要求"请刷牙"时无法完成
注意力障碍	无法集中精神，注意力涣散	一直发呆，被叫到名字也没有反应
失认症	视觉性失认：看到东西却辨认不出，无法辨识物品的形状、颜色以及人脸	认不出医院员工的脸；不认识漱口用的杯子
	听觉性失认：认真听却无法辨别不同的声音，或听不出是什么物品发出的声音	电话响了，听不出是什么声音；不明白听到的话的意思
半侧空间忽略症	视力正常，但会忽略掉半侧的空间。经常会撞到物品或吃饭时剩半边食物	刷牙时明显有半边牙齿没有刷到

O先生半年前因脑出血住院，之后又转到康复医院，最近开始在家休养。

 他常去哪家医院，主治医生是哪位？

 ××医院的〇〇医生。O先生似乎一直在吃华法林……

 华法林是促进血液循环的抗凝血药，我们在治疗时要注意出血问题！

 好的！他似乎右侧偏瘫，右侧口腔感觉缺失，曾经嘴里塞满了食物都没察觉到。看来我们必须要对他加强刷牙指导了！

 没错！口腔治疗过程中有许多需要注意的事情，今后我们也要像这样一一确认！

帮助患者移动到牙科椅

像O先生这样拄拐杖或坐轮椅的患者来就诊时，我们要确保从入口到牙科椅的路线上没有障碍物。从轮椅移动到牙科椅上时，护理人员要采取单腿插入患者双腿之间的姿势，牢牢撑住患者的腰，帮他们坐下。在这个过程中，要避免用力触碰患者没有知觉的手脚。

患者坐下以后，如果身体总是不自主地倾斜，应当使用毛巾、靠垫等帮助他们维持治疗姿势（图5）。

小贴士

如果需要帮助半身不遂的患者穿脱上衣，脱衣的时候要从健侧手臂开始，穿衣的时候则应当从患侧手臂开始。

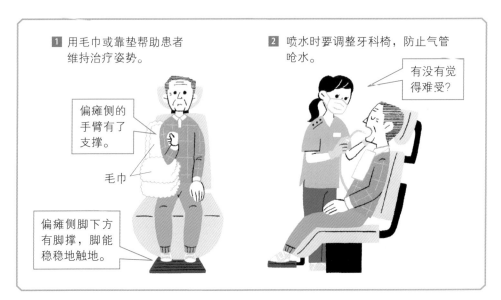

图5 偏瘫患者进行口腔治疗时的姿势

问诊

如果患者失语以致沟通困难，医护人员应当放慢语速，尽量使用短句以便于其理解。即使患者无法正常说话也不要着急催促，应当耐心倾听。如果患者有家属陪同，也可以向家属询问信息。

■ 掌握患者的全身健康状况

最好提前确认患者所患脑血管疾病的种类、何时发病、是否为初次发病、治疗的内容、是否患有其他疾病及主治医师等信息。一直以来业界都认为，脑血管疾病发病半年以内的患者应当避免进行侵入性的口腔治疗，但拔牙和这类疾病的复发并没有直接的因果关系，仅依据脑血管疾病的发病史就将拔牙延期并无科学依据[3]。因此，我们有必要通过其他疾病的控制情况综合判断患者的全身健康状况，然后再确定治疗方案。

■ 掌握患者的用药情况

此外，我们还应确定患者的用药情况并记录到病历当中，尤其是当患者有使用抗血小板药及抗凝血药时（表2），因龈下刮治、SPR及拔牙等外科处置有出血的风险，所以必须注意。

表2　抗血小板药及抗凝血药

	一般名	商品名
抗血小板药	阿司匹林	拜阿司匹灵、百服宁
	噻氯匹定	Panaldine
	氯吡格雷	波立维
	西洛他唑	培达
	奥扎格雷钠	XANBON、CATACLOT
抗凝血药	华法林	Warfarin
	达比加群酯	泰毕全
	利伐沙班	拜瑞妥

小贴士

抗血小板药、抗凝血药有促进血流的作用，因此治疗过程中可能出现血流不止的情形，务必提前确认患者的用药情况。

■ 掌握患者吞咽障碍的程度

通过外部评估及患者现阶段所进食的食物形态推测其吞咽障碍的程度非常重要。如果患者存在以下情形，如只能吃糊状食物，安静进食时也会噎到，面部及口唇、舌头存在麻痹症状等，则治疗过程中可能会有误咽治疗用水的风险。因此进行治疗前可以先调整牙科椅的角度，以防止患者误咽（图5）。

■ 注意事项

当无法从患者处获得准确信息时，最好通过其主治医师获取治疗信息记录。进行口腔诊疗前，我们有必要掌握患者最近的血液检查结果及所患疾病的控制情况。

此外，提前了解患者是否患有可能导致脑血管病变的疾病也很重要。尤其是高血压，若患者没能得到良好控制，在口腔治疗过程中有可能因心理压力过大而引发急性发作。即便医生开了降压药，也有患者擅自停药，这一点需要特别注意。

口腔治疗

手术前需要监测患者的血压、脉搏、SpO$_2$，手术过程中尽量让患者保持放松，不要因疼痛或不安而有太大压力。

使用含有肾上腺素的局部麻醉药物时，需要注意患者的生命体征，确认患者是否有心率增快的症状。

此外，如患者有吞咽困难等症状，需要注意抽吸的方式及患者的姿势，防止因患者误吸而频繁中断治疗。漱口水从口角溢出或患者的脸无法靠近牙科椅痰盂时，也可以使用弯盆辅助。

通过刷牙指导确认患者的惯用手是否有活动障碍，加强患侧牙齿的牙菌斑控制。患者握不住牙刷时，可以为牙刷柄加上外罩，加粗牙刷柄以便更好地握持。

如果治疗中患者突发脑血管意外

有时我们会碰到患者在候诊室或诊疗室突发脑血管意外的情形。如患者突然出现面瘫、一侧手臂无法抬起、口齿不清等症状，则很可能是突发脑血管意外。脑血管意外非常强调早期治疗，因此应当注意救治时机，立即联系救护车（图6）。等待救护车期间要确认患者的生命体征，监测患者的意识及呼吸状态。

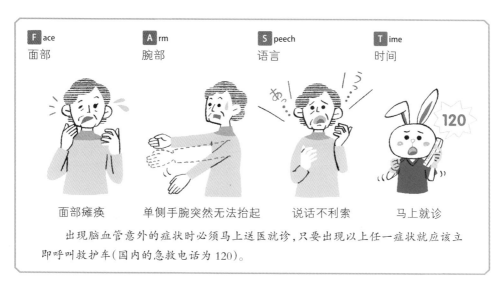

F ace	A rm	S peech	T ime
面部	腕部	语言	时间
面部瘫痪	单侧手腕突然无法抬起	说话不利索	马上就诊

出现脑血管意外的症状时必须马上送医就诊,只要出现以上任一症状就应该立即呼叫救护车(国内的急救电话为120)。

图6 疑似脑血管意外的症状(FAST)

结 语

随着医疗技术的进步,脑血管意外的致死率已经有所下降,但许多人仍然被后遗症所困扰。提前掌握相关知识,确保患者来医院就诊时能够从容应对是非常重要的。为患者创造安心接受口腔治疗的环境是我们永远追求的目标。

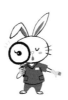

参考文献

［1］厚生労働省."平成30年(2018)人口動態統計(確定数)の概況". https://www. mhlw. go. jp/toukei/saikin/hw/jinkou/kakutei18/index. html.

［2］厚生労働省."2019年国民生活基礎調査の概況". https://www. mhlw. go. jp/toukei/saikin/hw/k-tyosa/k-tyosa19/index. html.

［3］日本老年歯科医学会編."脳卒中患者への医科歯科連携に関するガイドブック(2019年12月13日発行)". http://www. gerodontology. jp/publishing/file/journal_ex-tra/vol34_guidebook. pdf.

P女士

82岁,女性,最近食量减少。

牙龈好疼,好像出血了。你问我今天早上刷牙了吗?嗯……我想想……

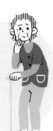

 P女士最近不是忘记预约时间就是忘记刷牙,好奇怪呀。她好像得了失智症。

 好像是。你了解"失智症"这种病吗?

 患者好像会忘记很多事情,对吧?

 是的,但不仅如此哦。失智症的症状因人而异,P女士现在一直盯着围裙的图案看,而且还会四处张望,看起来有些不安和焦虑,这也是失智症比较典型的症状。

 原来如此。我需要好好了解一下失智症了!

在超高龄社会里,失智症患者的数量正逐年增加,将来也会有越来越多和P女士一样的失智症患者来到口腔诊所就诊。P女士以前一直都是独自来诊所,但最近却需要家人陪同前来。她拄着拐杖、驼着背,但除此之外似乎没有其他明显异常。她的主治医生在诊疗信息记录上只提及"失智症"。你可能会觉得"原来口腔诊所也有失智症患者啊，那指导她刷牙应该会很困难吧……我只是个口腔医务工作者，应该帮不上太多忙吧……"。那么，真是如此吗？对失智症多一些了解，也许你就能发现，其实自己还有许多能提供帮助的地方。

一起了解失智症吧

失智症的分类

首先，我们先来了解一下失智症的大致情况。事实上，失智症分为很多类型（图1）。提到失智症，大多数人可能认为就是指阿尔茨海默病。2011年的相关报告显示，在所有被确诊为失智症的65岁以上患者中，有67.6%属于阿尔茨海默病。阿尔茨海默病、血管性失智症和路易体失智症的患者数占所有失智症患者数的90%[1]（图1），因此口腔医务工作者只要了解这三种失智症就足够了。

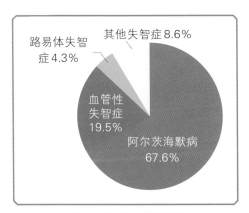

图1　失智症的类型

失智症按病因的不同可以粗略地分为两种：因大脑特定部位退

化引起并逐渐恶化的退行性失智症和其他失智症（图2）。阿尔茨海默病和路易体失智症被归类为退行性失智症。另外，还有脑梗死等脑血管疾病引起的血管性失智症。

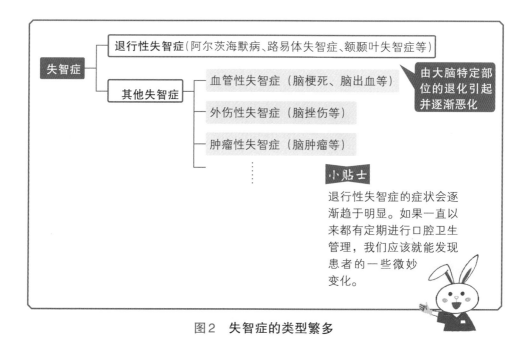

图2　失智症的类型繁多

失智症的症状

　　失智症的症状可分为核心症状和行为、心理异常症状。核心症状主要包括记忆障碍、注意力障碍、定向障碍和执行功能障碍等（表1）。

例如，对于执行功能障碍患者而言，针对口腔内牙列不齐或孤立牙等具体状况进行自我护理是一件很困难的事。

表1　失智症的主要核心症状

记忆障碍	特别容易忘记刚刚发生的事
注意力障碍	容易分心，但一旦注意后就无法转移注意力
定向障碍	忘记年份、月份和家庭住址等
执行功能障碍	无法按特定的步骤实现目标

行为、心理异常症状是核心症状和各种环境因素综合作用的结果，有较大的个体差异（图3）。行为、心理异常症状可以通过药物治疗和适当的护理得到控制，但核心症状不能，所以核心症状难以控制。

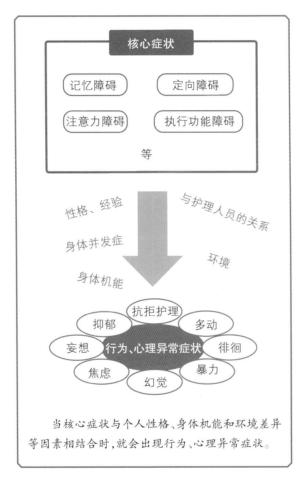

当核心症状与个人性格、身体机能和环境差异等因素相结合时，就会出现行为、心理异常症状。

图3　失智症的核心症状与行为、心理异常症状之间的关系

思考一下P女士的案例！

让我们再回头看看P女士的案例吧。P女士"忘记预约时间"和"忘记刷牙"是由记忆障碍引起的，她也有可能是"忘记是否刷了牙"。忘记自己的行动，是失智症引发的记忆障碍的一个特点。

另外，患者会注意围裙的图案也可能是由注意力障碍引起的，注意力障碍会阻碍患者转移注意力。而焦虑地四处张望则可能是由定向障碍引起的，不知自己身在何处、令人不快的涡轮声或酒精气味都可能加剧患者的焦虑和不安。

这些问题均为失智症的核心症状所致。核心症状无法治愈，所以患者需要由家属陪同前往诊所，同时家属也要采取有效的措施帮助患者，如多与患者交谈以缓解患者的焦虑。此外，若患者的行为、心理症状已经非常明显，那么我们必须要与其主治医生、家属和护理人员交流疾病情况，以便及时发现问题并适当处理。如果能够理解这一点，我们自然就知道应该怎么做了。

临床评估和观察——整体状态和身体情况

原来P女士的异常行为是失智症的表现啊。看样子我得重新调整对她的刷牙指导了！

没错。P女士的口腔情况是否出现了变化？

是的。她以前是可以使用牙缝刷进行自我护理的，但今天她的齿间出现了明显的牙垢，看起来她的口腔卫生状况恶化了不少呢。

原来如此。评估目前的情况并采取行动固然重要，在进行口腔卫生管理的时候具备长期可预见性也是非常重要的。接下来我们想想该怎么做吧！

若能对失智症有更加深入的研究，那么我们在进行长期可预见性口腔卫生管理时，可能会得到更多启发。不同类型的失智症症状不尽相同，我们采取的口腔卫生指导和治疗也需要相应调整，因此我们首先应关注患者的整体状态和身体健康状况，从而简单判断失智症类型。

整体状态

首先我们来看看患者的整体状态。如果患者神色慌张地四处张望，且看起来有些焦虑，那她可能是阿尔茨海默病[2]。阿尔茨海默病患者因定向障碍和记忆障碍而对自身产生怀疑，这会让他们感到焦虑，但可能由于自尊心等原因他们不愿对他人说。

如果患者看上去面无表情、安静且呆滞，那她可能为路易体失智症[2]（图4）。路易体失智症患者和帕金森病患者一样，常表现为行动迟缓、身体僵硬、面无表情和低声说话，总体来说给人一种沉

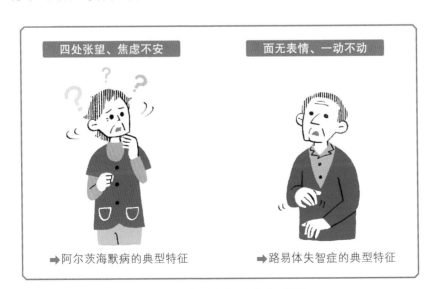

➡阿尔茨海默病的典型特征　　　➡路易体失智症的典型特征

图4　不同类型失智症的典型特征

默、内向的感觉。认知功能忽好忽坏也是这种病症的一个典型特征。患者可能一整天都在说话，口腔内也很干净，也可能一整天都不说话，口腔内的卫生情况也不乐观。

P女士的特征看起来更接近阿尔茨海默病。

身体健康状况

其次是身体健康状况。如上所述，路易体失智症患者身上会出现一些类似帕金森病的症状，如手抖等导致的手指灵活度下降，这也是口腔护理困难的一个原因。

血管性失智症患者可能会因脑血管损伤而引起瘫痪。可见，在进行口腔护理指导时，除了要考虑患者是否有认知功能下降，还要考虑患者是否有其他身体机能下降表现（图5、图6）。

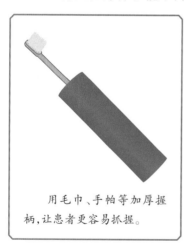

用毛巾、手帕等加厚握柄，让患者更容易抓握。

图5　加厚握柄

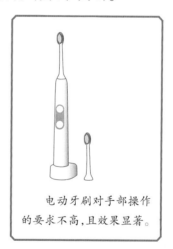

电动牙刷对手部操作的要求不高，且效果显著。

图6　电动牙刷

此外，能来口腔诊所就诊的阿尔茨海默病患者一般都没有明显的身体机能缺陷。正因为身体健康状况良好，他们才会出现徘徊行为。

无论面对的是什么情况，我们都不可

小贴士

在旁人看来，患者是在做无目的性的徘徊，但事实上他们内心是有目的性的。因此不要阻止他们，否则可能会适得其反。

局限于"失智症"这一信息,应积极为每一位患者找到残存的身体机能,并思考如何提供更好的可预见性口腔卫生管理,以及如何更好地帮助每一位患者。

口腔诊疗的重点——医患交流和就诊环境

原来我们还需要在帮助患者的同时观察他们的整体状态啊。这适用于所有患者吧?

是的。在诊疗室接诊失智症患者时,一定要注意医患交流和就诊环境两方面。让我们一起来看看吧!

医患交流

在医患交流方面,我们首先应尽量不否定患者,给予他们足够的尊重。虽然他们是失智症患者,但他们也能理解他人的感受。如果感觉自己受到轻视,他们很可能会对就诊表现出抗拒。若我们一味要求他们,那么这种抗拒会更加强烈。所以我们要先努力理解患者的世界观,并尽力给予配合。

其次,如果患者对现状产生困惑,我们应该看着患者,耐心且用尽量简单的语言来解释。因为他们可能不明白"自己为什么在这里""这是哪里"或"自己应如何使用牙刷"。

此外,如果患者不能按照我们的指示张嘴,那么我们也可以通过让患者模仿我们来完成指令动作。除了常用的听觉外,我们也要注意配合视觉、触觉等各种感官来促进彼此间的交流,这会大大提升交流效果[3](图7)。

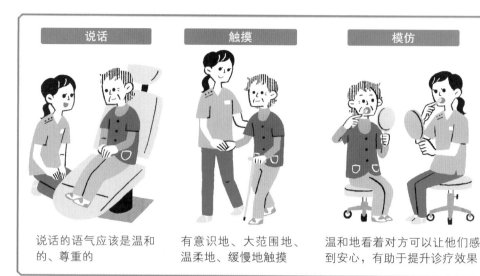

说话	触摸	模仿
说话的语气应该是温和的、尊重的	有意识地、大范围地、温柔地、缓慢地触摸	温和地看着对方可以让他们感到安心，有助于提升诊疗效果

图7　使用多种感官进行交流

就诊环境

接下来是环境因素。如果阿尔茨海默病患者面前的围裙或杯子上印有丰富多样的图案，他们就可能会被这些图案所吸引，从而无法集中精力听从医务人员的指示。

小贴士

路易体失智症患者的血压波动更明显，突然改变患者的姿势可能使患者血压骤降，导致其意识水平下降。在这种情况下，患者很难按照指示行动，而且误吸的风险也会增大。因此，在调整牙科椅前应告知患者，然后缓慢进行操作。

幻觉也是路易体失智症的一个典型症状。患者可能会将围裙和其他物品上的图案视为虫子[4]（图8）。试想一下，若他们一直觉得有很多虫子缠绕在脖子上，又怎么会专心接受口腔治疗呢？遇到这种类型的患者时，应选用单色无图案的围裙。此外，昏暗的环境更容易让患者产生幻觉，所以应保持诊疗室的光线充足。

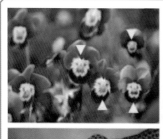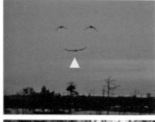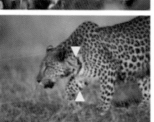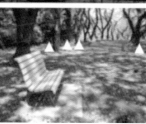

△ 错看为人脸
△ 错看为人或动物

小贴士

参与者在 60s 的时间内，用"看起来像……"的形式尽可能多地回答关于他们在图片中看到的东西。路易体失智症患者会将黄色或白色箭头的部分错看为人或动物。

图8　路易体失智症患者的幻觉案例

笔记 ✏️

阿尔茨海默病

☑ 认知方面:记忆障碍、注意力障碍、定向障碍、执行功能障碍等
☑ 身体方面:如果没有其他疾病,患者一般是健康的(没有特殊疾病)

路易体失智症

☑ 认知方面:出现幻觉、每天的认知功能忽好忽坏
☑ 身体方面:类似帕金森病的抖动、动作缓慢、肌肉僵硬等

血管性失智症

☑ 认知方面:注意力障碍、执行功能障碍等
☑ 身体方面:偏瘫、步态障碍等

诊疗室的未来展望
——能做的与其他人也能做的

讲到这里，我相信大家对失智症的特征已经有了一定了解。

诊疗室可以采取的措施

阿尔茨海默病患者具有记忆障碍问题，常常会忘记刚刚发生或做过的事情，但曾有过口腔治疗经历的患者一般不会完全遗忘这一段记忆。口腔诊所的气味和环境都会对患者的自我定位有所帮助。此外，失智症患者在口腔诊所看到穿着白大褂的口腔医师或穿着制服的口腔护士或口腔卫生士时，可能会加深"此刻我在口腔诊所"的意识。从这些方面来说，相对于上门就诊，诊疗室的环境可能更有益于治疗。

因此，任何可能阻碍口腔护理的问题，如残根等，最好能在诊疗室内得到解决。随着失智症的恶化，患者会变得越来越难以接受新事物。但对于熟悉的事情，只要适当为他们提供一些帮助，通常都能顺利完成。在失智症发病之前，应定期做好口腔卫生管理。

了解患者的生活

此外，我们也需要考虑患者无法来口腔诊所的情况。假设P女士刚刚被认定为"需长期护理对象"，在这种情况下，我们不仅要考虑患者的认知功能，还要考虑他们的运动功能和营养状况，以决定患者就诊的地点。

要求患者定期来口腔诊所在一定程度上有助于维持患者的运动功能，但有些患者喜欢在熟悉的自家环境中就诊，这样能消除他们的紧张感，提升口腔护理效果。我们需要借助许多信息来做出判断，所以要积极向陪同的家属询问患者吃饭、睡觉、说话、外出情况等生活相关信息。不能因为我们只是诊疗室，就不去了解患者的生活状况。在获取患者的生活信息时，可以多问"平时都吃什么""日常摄入的营养是否充足"等问题。

结 语

失智症患者出于自尊心等原因，即使遇到困难，可能也不会向他人求助。但如果是他们熟悉的事情，只要为他们提供一些帮助，他们通常都能顺利完成。因此，我们要在了解这些特征的基础上为患者提供帮助。

口腔诊疗及护理的某些操作必须依赖专业的口腔医务工作者，但也有一些是非专业人士能做到的。我们只要仔细观察患者，预判患者可能存在的困难，就能从许多方面为他们提供帮助。

参考文献

［1］厚生労働科学研究費補助金認知症対策総合研究事業. "都市部における認知症有病率と認知症の生活機能障害への対応 平成23年度~平成24年度 総合研究報告書". http://www. tsukuba-psychiatry. com/wp-content/uploads/2013/06/H24 Report_Part1. pdf.

［2］野原幹司. 認知症患者さんの病態別食支援. メディカ出版, 2018.

［3］本田美和子・他. ユマニチュード入門. 医学書院, 2014.

［4］Uchiyama M, et al. Pareidolias: complex visual illusions in dementia with Lewy bodies. Brain, 2012, 135: 2458-2469.

13 用药史与口腔诊疗

中根绫子

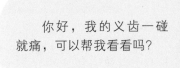

Q女士

82岁,女性。

你好，我的义齿一碰
就痛，可以帮我看看吗?

 Q女士今天是第一次就诊，我询问了她既往的病史以及现在是否有在服用药物。她说自己去很多医院接受过治疗、也服用过很多药，但她不太清楚具体是什么药。

 这样啊。你有没有看过她的用药记录?

 这……患者一般都不会把他们的用药记录带到口腔诊所。

 用药说明和用药记录记录了许多我们在口腔治疗前必须了解的信息。让我们一起来看看需要注意哪些方面吧!

通过上文的介绍，你是否已经了解口腔检查前的注意事项了呢? 另外，关于局部麻醉药的选择，口腔治疗时的偶发症状，以及其他疾病及药物引起的口腔症状，这些信息我们都要有所了解。因此，我们应确认患者是否有其他需要定期前往医院就诊的疾病，并对他们的用药史有所了解。

据统计，75岁以上的高龄老人中，80%患有至少1种慢性病，

60%患有2种以上的慢性疾病[1]。可以说，老年人大多身患疾病。因此，对于初次前来就诊的老年患者，我们必须提前确认其病史、用药史以及其他医院的就诊信息。

确认病史和用药史

口头确认

提前了解患者所患疾病、正在服用的药物、医嘱，并确认他们的病情现状。许多人认为口腔治疗对其他疾病的治疗没有影响，口腔疾病的诊疗计划有时可以根据医疗条件和药物情况进行调整。我们要在尊重患者隐私的前提下对患者的情况有充分的了解，大多数患者在意识到自己被重视后会感到更放心。

在对患者及其家属进行口头确认时务必严谨细致，避免引起误解。在听取患者的病情介绍时应多加注意，患者有可能弄错疾病的名称，也有可能不了解自己服用的是什么药，还会出现难以描述清楚的情况。

因此，如果发现患者患有某些疾病或正在服用药物，仅通过口头确认是不够的，还需要检查他们的用药记录，告知口腔医师，并向主治医生确认。

通过病历进行确认

你们是否有过在回答他人的提问时怎么也回答不出的经历呢？诊疗前的问诊也是如此。填写病历是一件很繁琐的事情，如果让患者在放松的状态下慢慢填写，比起仅通过口头确认，"遗漏"的情况会更少一些。

病历应设计得易于回答。表1是高龄（75岁以上）老人常见的三种疾病组合[2]。患者很可能因为某种疾病而服用可能会对口腔治疗产生干扰的药物，因此在书写病历时也应考虑到这些因素。

表1　高龄(75岁以上)老人的三种高频疾病组合

	男性		女性	
第1位	高血压、缺血性心脏病、溃疡病	12.4%	高血压、高脂血症、溃疡病	12.8%
第2位	高血压、高脂血症、溃疡病	11.0%	高血压、溃疡病,脊椎、关节疾病	11.2%
第3位	高血压、高脂血症、缺血性心脏病	10.7%	高血压、高脂血症,脊椎、关节疾病	10.7%

例如，很多缺血性心脏病患者服用抗血栓药（抗血小板药、抗凝血药）后会出现"出血倾向"，而很多脊椎、关节疾病患者服用骨吸收抑制剂（双膦酸盐）后会出现"颌骨坏死"的问题，需要多加注意！

确认用药情况

到药房取药时，患者会得到一份"用药说明"，其中包括药品的名称、疗效、用法、用量、副作用和其他注意事项；同时，他们还会得到一份"用药记录"，记录了他们在什么时间、什么地点、开了什么药。让我们先来看看患者带来的用药说明和用药记录吧（图1）。

用药说明上只罗列了每家医院、诊所所开处方药的相关说明，但何时开始服药等信息我们无从得知，不同医院、诊所开的药也无法一目了然。因此，我们最好能对患者的用药情况进行确认。

用药记录最好整理成册，但这里需要注意的是，有些患者会把不同医院、诊所的用药记录分开存放。最近，有些患者还会使用手机应用程序来记录自己的用药情况，此时我们应询问他们是否记录了所有情况。

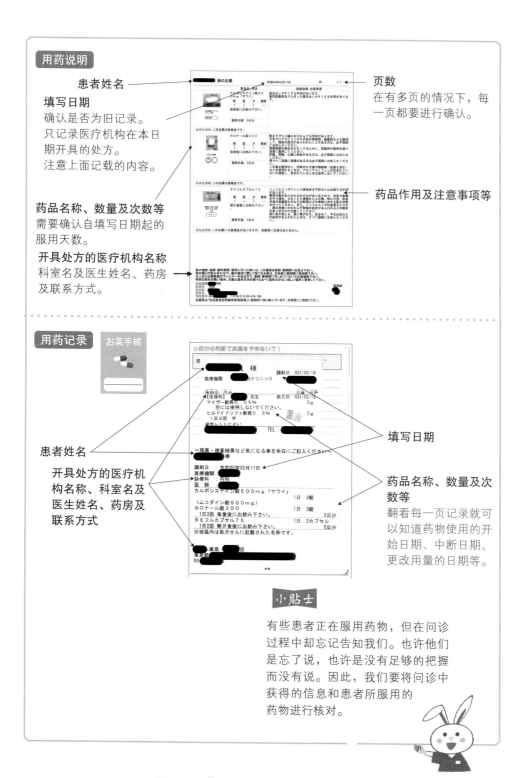

用药说明

患者姓名

填写日期
确认是否为旧记录。
只记录医疗机构在本日
期开具的处方。
注意上面记载的内容。

药品名称、数量及次数等
需要确认自填写日期起的
服用天数。

开具处方的医疗机构名称
科室名及医生姓名、药房
及联系方式。

页数
在有多页的情况下，每
一页都要进行确认。

药品作用及注意事项等

用药记录

お薬手帳

患者姓名

**开具处方的医疗机
构名称、科室名及
医生姓名、药房及
联系方式**

填写日期

**药品名称、数量及次
数等**
翻看每一页记录就可
以知道药物使用的开
始日期、中断日期、
更改用量的日期等。

小贴士

有些患者正在服用药物，但在问诊
过程中却忘记告知我们。也许他们
是忘了说，也许是没有足够的把握
而没有说。因此，我们要将问诊中
获得的信息和患者所服用的
药物进行核对。

图1　用药说明、用药记录的参考样式

Q女士把她的用药记录带来了！ 我已经确认了她的病史和用药史。

 做得很好。

 但是为什么Q女士说自己"义齿一碰就痛"？她的病史、用药史与她的义齿之间有什么关系吗？把义齿摘掉她也会疼，而且她的口腔很干燥。希望她这次只需要调整义齿吧。

 不错，你很敏锐。Q女士的不适可能是受到了药物的影响。当老年患者的主诉为义齿不适时，大多数情况下是因为非义齿问题而导致的疼痛（见右图）。

> ❯ 口腔干燥症
> ❯ 口腔念珠菌病
> ❯ 口部运动障碍
> ❯ 帕金森病

 这真是太糟糕了！我们该怎么办呢？

 如果义齿一碰就痛，一般就需要进行调整。所以我们要先询问患者具体的疼痛部位和性质，接着检查其口腔内部，由口腔医师做出诊断。而有些口腔干燥症患者即使义齿本身没有问题，也会因口腔太过干燥而出现义齿稍微摩擦就会引起疼痛的问题。

口腔干燥症

　　口腔干燥症的病因可能是脱水（图2），也可能是其他阻碍唾液分泌的疾病或治疗手段，如干燥综合征、胶原病、糖尿病、唾液腺疾病和放射性治疗。另外，某些内服药也会引起口腔干燥症。在65岁以上的老年人群中，27.6%的人时常感到口腔干燥；在75岁及以上的人群中，有23.9%的人同时服用7种以上药物，有40.3%的人同时服用5种以上药物[3, 4]（图3）。极易引起口腔干燥症的药物可参考表2。

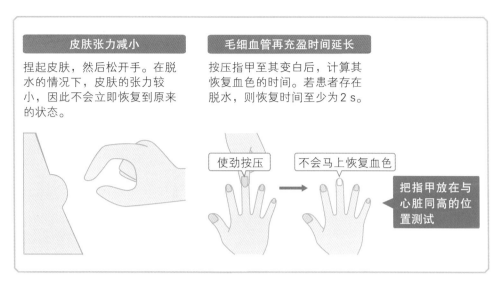

图2　脱水测试

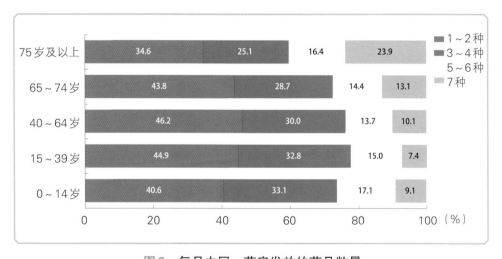

图3　每月由同一药房发放的药品数量

表2　极易引起口腔干燥的药物

> ✦ 降压药(高血压等)
> ✦ 抗精神病药物(抑郁症和焦虑症等)
> ✦ 抗帕金森病药物(帕金森病等)
> ✦ 抗组胺药(过敏等)
> ✦ 抗癫痫药(癫痫等)
> ✦ 消化性溃疡治疗药(消化性溃疡等)

补充水分可以改善脱水。如果口腔干燥症是由干燥综合征或放疗引起的，那么可以用药物进行改善。如果口腔干燥是由内服药的副作用引起的，那么可以与主治医生商量是否为患者更换药物或调整剂量。

另外，刷牙或嚼口香糖都可以刺激唾液分泌。有些人会为了缓解口腔干燥而一直口含糖果，但这很容易引起龋齿，因此，我们可以在商品选择方面给出建议，如给患者推荐木糖醇产品。

市场上的保湿剂类型多种多样，我们可以根据患者的情况为其推荐合适的产品。

口腔念珠菌病

口腔念珠菌病是一种由真菌（霉菌）引发的口腔黏膜疾病，可能造成口腔疼痛和味觉障碍。口腔念珠菌病患者的舌头上大都附有白色舌苔，但也有舌苔正常的情况（图4）。佩戴被污染了的义齿的患者，或虽不佩戴义齿但咬合垂直距离短的患者，他们的嘴角发红、舌头皲裂问题有可能是念珠菌感染所致。

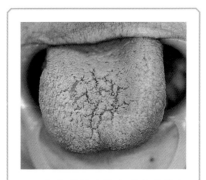

经细菌检查诊断为念珠菌阳性(+++)的舌头。

图4　口腔念珠菌病的舌头照片

类固醇药物的使用、免疫力的下降和抗菌药物的长期使用等，都是口腔念珠菌病的主要病因，口腔念珠菌病在老年人中十分常见，所以一定要认真确认患者的用药记录。

抗真菌药物是治疗口腔念珠菌病的方法之一。如果使用的是吸入性类固醇，在用药过后用水漱口会改善相关症状。另外，对佩戴义齿的患者再次进行清洁方法的指导，也可以起到改善和预防口腔不适的作用。

口部运动障碍

口部运动障碍是长期使用抗精神病药物或抗帕金森病药物后出现的副作用，患者会无意识地重复某些动作，如抿嘴、舌头左右摇摆、噘嘴和咬牙（图5）。患者的症状一般在服药3个月后出现，服药时间越长，发生这些症状的可能性越大（迟发性运动障碍）。

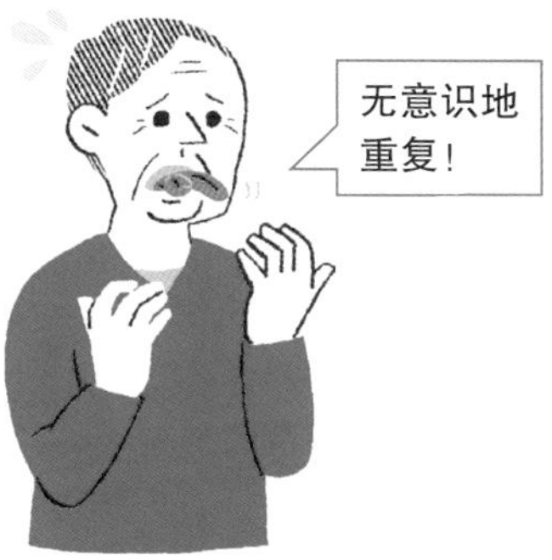

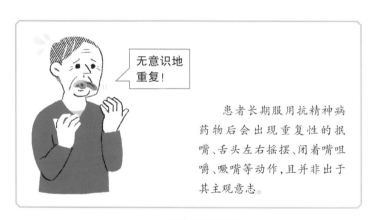

患者长期服用抗精神病药物后会出现重复性的抿嘴、舌头左右摇摆、闭着嘴咀嚼、噘嘴等动作，且并非出于其主观意志。

图5 **口部运动障碍**

有些患者会因为口腔的不自主运动而抱怨假牙稳定性差、感觉不适。大部分患者和家人都不明白这是药物的副作用所致。

确定了口部运动障碍的症状和可能导致运动障碍的药物（表3）后，应鼓励患者咨询自己的主治医生。此外，若义齿不适是由口部运动障碍造成的，那就让患者暂时停止佩戴义齿。

表3　可导致口部运动障碍的药物

→ 抗帕金森病药物(帕金森病等)

→ 抗癫痫药物(癫痫等)

→ 抗精神病药物(抑郁症和焦虑症等)

小贴士

口部运动障碍常常导致患者在咀嚼期、口腔期出现吞咽障碍。教会患者如何更好地进食也很重要。

药物和口腔之间原来有这么紧密的联系啊。可是药物的种类这么多，名称也是千变万化，太难记了。

的确如此。但只要你能多留心用药记录和用药说明，就一定能慢慢记住它们。更何况现在的互联网这么发达，搜索信息也很方便啊。

对疾病和药物的了解越多，在接诊患者时就能更了解他们的情况。好了，我再去看看Q女士吧！

结　语

　　掌握了疾病和药物的知识后，与患者的交谈就会变得更顺畅，对重要信息的掌握度也会更高。学习新知识可能是一件十分困难的事，但是只要从患者目前的信息开始慢慢学习，就能在不知不觉间积累很多知识。只要能在每次治疗过程中稍稍留心，知识面就能得到显著拓宽，所以我们赶紧试试吧。在遇到不了解的情况时，我们也可以利用休息时间上网搜索哦。

参考文献

［1］厚生労働省保険局. 第95回社会保障審議会医療保険部会 参考資料1 高齢者医療の現状等について(参考資料)/平成28年5月26日.

［2］Mitsutake S. Patterns of Co-Occurrence of Chronic Disease Among Older Adults in Tokyo, Japan. Prev Chronic Dis, 2019, 16: E11.

［3］厚生労働省. "高齢者の医薬品適正使用の指針 総論編(2018年5月)". https://www.mhlw.go.jp/content/11121000/kourei-tekisei_web.pdf.

［4］厚生労働省. "令和元年社会医療診療行為別統計の概況". https://www.mhlw.go.jp/toukei/saikin/hw/sinryo/tyosa19./

［5］柿木保明. 口腔乾燥症の病態と治療. 日補綴会誌, 2015, 7: 136-141.

［6］厚生労働省. "重篤副作用疾患別対応マニュアル ジスキネジア(平成21年5月)". https://www.mhlw.go.jp/topics/2006/11/dl/tp1122-1c21.pdf.

R女士

74岁,女性。

我心爱的小狗最近死了，我的日子也不会太长了，牙齿怎么样已经不重要了……

 最近R女士一直都无精打采的，她说自己活不了多久了，也不在乎牙齿健康了，现在连牙也不刷了。

 R女士本来是个热情精致的人，这可真让人担心啊。你了解到问题的症结了吗？

 嗯，这可能就是人们常说的"抑郁"吧，怎么办？

 我们不能光靠猜测来下结论哦！帮助她找到心理失调的原因，再想想我们能为她做些什么吧！

 好的，不好意思。

　　心理失调的原因大致可归纳为精神类疾病（抑郁症、统合失调症或口腔心身症等"疾病"）及性格因素。疾病是指原本身体健康，后来出现异常症状的"变化"状态。性格则被定义为"与生俱来的东西"。我们很难将两者进行严格的划分，但可以判断哪一方的影响更大，从而采取针对性的治疗方案。

无论是哪一种情况，我们作为医疗工作者，或者说作为患者身边的家人、朋友，都需要和患者进行深入的沟通交流。有时候，我们看到患者的脸或听到患者的名字时会感到很陌生，但看到患者的口腔后，立刻就能想起来他们是谁。也许是因为我们的工作对象是"疾病"而不是"人"吧。平时多与患者进行交流，可以及时发现患者的心理失调问题。医务工作者和患者之间的特殊距离感更能促进交流。另外，与口腔医师相比，口腔护士与患者的关系其实更亲近，也就更容易发现其心理失调症状。

在接诊患有精神类疾病或口腔心身症的患者时，我们需要判断"自己工作的口腔医院是否有治疗能力"，但这并不意味着我们要对其采取有别于其他患者的（某种意义上的差别对待）应对方案。采取必要的措施固然很重要，但有时并不需要我们特意改变什么。

本文将在粗略地总结有关精神类疾病和口腔心身症知识的基础上，介绍通过微笑实现与患者友好沟通的例子。

精神类疾病的观察与评价

精神类疾病的定义

精神类疾病是指影响心情、思考、行为的疾病，以抑郁症为代表，种类多种多样，美国精神医学会发表的《精神障碍诊断与统计手册（第5版）》中有收录[1, 2]（表1）。

表1　精神类疾病的种类

抑郁症、双相情感障碍、恐慌症、恐惧症、强迫症、创伤后应激障碍（PTSD）、精神分裂症、间歇性爆炸性障碍、行为障碍、纵火癖、偷盗癖、分离性身份识别障碍、行为障碍(假性人格障碍)、饮食失调症、睡眠障碍性疾病、酒精相关障碍、咖啡因使用障碍、阿片类物质相关障碍、急性脑综合征、失智症

精神类疾病的症状

作为口腔医务工作者，我们应该如何看待精神类疾病呢？精神类疾病一般不属于口腔专科医院的治疗（开具处方药等）范畴，所以我们无须对精神类疾病展开精细的诊断，更不可随意诊断。

我们只需确认患者的具体症状或病情倾向即可，此时可以参考针对内科医生而非精神科医生所著的书籍中介绍的MAPSO分类法来进行评估[3, 4]。

MAPSO分类法取 Mood（情绪障碍）、Anxiety（焦虑性障碍）、Psychoses（精神病群）、Substance induced（物质相关障碍）、Organic and Other Disorders（器质性病变/其他疾病）的首字母，将精神类疾病大致分为五类（表2），并依据疾病的频率和重要性排

表2　根据MAPSO分类法划分的精神类疾病及其症状

分类		疾病	症状
情绪障碍（Mood）		抑郁症、双相情感障碍	· 抑郁，心境低落，有负罪感，口渴，味觉异常，有自杀倾向 · 过度兴奋，失眠，有强烈的消费冲动，烦躁
焦虑性障碍（Anxiety）		广泛性焦虑障碍、恐慌症、强迫症、创伤后应激障碍（PTSD）、恐惧症、社交焦虑	· 过度焦虑 · 心律加快，认为自己呼吸困难可能会死亡 · 反复确认房门和煤气的阀门是否关闭 · 情绪突然低落，心灵突然受伤 · 对特定对象或情况感到恐惧：恐惧电梯、打针 · 怯场、怕生等
精神病群（Psychoses）		统合失调症	· 幻觉、妄想：感觉大脑中能够听到自己或他人的心声，感到被监视，生怕被陌生人看穿心思等
物质相关障碍（Substance induced）		酒精、烟草、咖啡因、处方药等	
器质性病变和其他疾病（Organic and Other Disorders）	器质性病变（Organic）	失智症、脑血管病性精神障碍、外伤性失智症、感染性疾病（HIV）等	
	其他疾病（Other Disorders）	人格障碍、躯体化障碍、多动症（ADHD）等	

序。若患者本人或者他人（家人或周围的人）出现类似问题，就要注意辨别是否为精神类疾病。

老年人是抑郁症高发人群

据统计，日本约有350万人患有精神与行为障碍，即患有精神类疾病，而其中约有100万人为65岁以上的老年人（图1）；并且在抑郁症、躁狂抑郁症等情绪障碍疾病的患病人群中，老年人的占比约为三分之一[5]。

在欧美国家居家养老的老年人群中，抑郁症的患病率为0.9%～9.4%[6]。对居住在日本青森县某街道65岁以上老年人进行的调查发现，其中有12.3%的老年人有死亡或自杀的想法，而这其中又有3.4%的人持有这种想法超过两周[7]。虽然统计数据存在地区差异，但就日本而言，抑郁症患者的数量不在少数，且老年患者的比例不容忽视。

此外，从日本自杀人群的年龄段来看，60～70岁人群的自杀比例仅次于40～50岁人群[8]。全身疾病导致日常生活活动能力和生活质量低下想必也是自杀的主要原因之一。

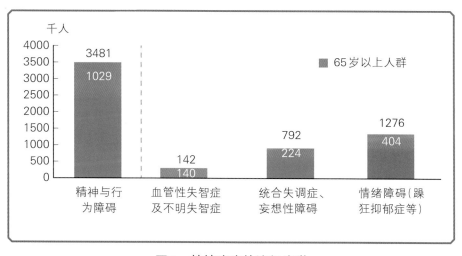

图1　精神疾病的流行病学

老年人常见的精神类疾病

老年人常见的精神类疾病可归纳为"3D"，即 Delirium（谵妄）、Depression（抑郁）和 Dementia（失智症），且一般同时存在两种以上症状，多数情况下很难准确判断患者的症状属于三者中的哪一种[3]，且这3个"D"之间也有着千丝万缕的联系。例如，一项以居住在美国犹他州卡什的失智老人为对象的研究发现，在未出现精神和行为症状的患者中，68.9%的人在18个月后出现了至少1种精神和行为异常症状，如谵妄（28%）、对人和事物漠不关心（21%）、心情低落（18%）、幻觉（16%）、不安（15%）等[9]。

小贴士

谵妄是指轻中度的意识障碍（精神恍惚），有类似失智症的表现，如幻觉、易怒，有拔掉静脉输液针、导尿管、鼻胃管等异常行为倾向。但谵妄与失智症不同，病情并非缓慢进展，而是一种突发性的临床表现。

此外，其他全身疾病与抑郁症之间也有着紧密的联系。相较于无基础疾病的人群，有基础疾病者患抑郁症的概率更高。例如，正常人患抑郁症的概率为10.3%，而阿尔茨海默病患者的抑郁症患病率为30%~50%，慢性疼痛疾病患者的抑郁症患病率为30%~54%[10]。由此可见某些身体疾病或物质会引发抑郁症[11]（表3），抑郁症并不都是精神类疾病所致，全身疾病不断恶化的老年人也可能出现抑郁症状，这一点务必要引起重视。

表3　容易引发抑郁的因素

身体疾病	脑血管疾病、帕金森病、亨廷顿病、外伤性脑损伤、库欣病、甲状腺功能减退、多发性硬化症等
物质	酒精,阿片类药物,镇静、催眠、抗焦虑药,精神刺激药物(安非他明、可卡因),咖啡因,类固醇,α干扰素,双硫仑,降压药等

初步判断精神类疾病病情

口腔医务工作者的重要作用包括：①当患者需要精神内科或神经内科介入时，协助进行联系；②掌握相关精神类疾病知识，并与患者的主治医师协同开展口腔治疗。为充分发挥这些作用，我们需要先确认及判断患者是否患有精神类疾病（或有这种倾向）。

判断方法参照上述的MAPSO分类法，按顺序向患者及其家人询问特定问题（MAPSO问题调查表）[12]，也可以在治疗牙齿时使用药剂师专用的精神类疾病判断流程图[13]（图2）。

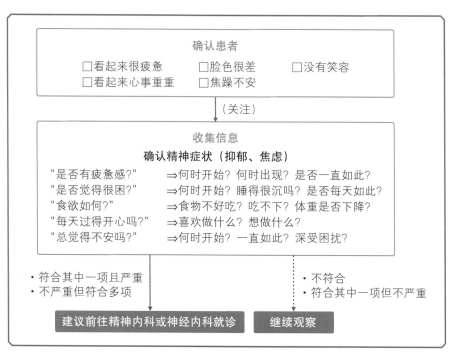

图2　精神类疾病判断流程图

- 看起来很疲惫
- 脸色很差
- 没有笑容
- 看起来心事重重
- 焦躁不安

对符合以上五项的患者，通过上方的流程图确认其疲倦、睡眠质量、食欲、欲望（这4项对应MAPSOM的M）以及焦虑不安（对应MAPSOA的A）的程度。

此外，在收集信息之后，可以询问患者是否有过自杀的念头，如"你有过轻生的想法吗?"回答内容即代表严重程度。

口腔心身症的观察与评价

 那口腔心身症是什么呢?

 口腔心身症是指经过诊察，发现患者提及的关于口腔的主诉，其病因并不在口腔。让我们一起来看看口腔心身症吧!

　　口腔心身症是指尽管没有发现器质性病因（龋齿、牙周病、咬合异常、口腔黏膜疾病等），但患者仍出现了包括舌痛症、非典型性牙痛、咬合不适、口腔异常感觉症、口臭症、口腔科畏惧症等[12]（表4）。关于这些病症的详细内容我们可参阅各类专业书籍，并且应该事先有所了解。

　　遇到如表4所示的患者时，我们要有"可能是口腔心身症"的意识，但也不可立刻下结论，要先排除口腔组织器质性病变。例如，患者如果出现舌头刺痛的症状，那么原因可能包括口腔心身症引发的舌痛症、牙齿过尖或不平整以及口腔癌。因此我们首先应仔细检查患者是否存在口腔心身症以外的口腔问题。

口腔心身症属于口腔问题的一种，自然应在口腔科进行治疗。如果我们觉得自身能力尚不足以应对口腔心身症的治疗，可以向患者推荐口腔心身症治疗方面的口腔医师。

表4　各种类型的口腔心身症

疾病名称	症状
舌痛症	感觉舌头或口腔黏膜有刺痛感或灼痛感
非典型性牙痛	有"牙齿疼痛"的症状但找不到病根；口腔治疗（拔牙除外）后依旧疼痛
咬合不适	觉得自己"咬合不正"，多次调整咬合依然感到"不正"，也有治疗后感觉不适的情况
口腔异常感觉症	感觉口腔内"黏糊糊""唾液很多"，频繁用纸巾擦拭口腔内部或漱口
口臭症	"感到口臭"，但其实没有口腔异味
口腔科畏惧症	许多牙齿正在接受治疗，极度紧张不安，呕吐反射强烈

呕吐反射

口腔科畏惧症是口腔心身症的一种表现，异物进入口腔后，会引起患者强烈的恶心感，使其产生呕吐反射。如果症状严重，就连放入口腔镜都会引发患者的呕吐反射。所以遇到紧急情况时，我们就要考虑使用镇静剂，或建议患者转诊到具备应对能力的医疗机构。

但在实际临床中，我们几乎遇不到能够完美配合检查和治疗操作的患

小贴士

接诊患者时，可以通过询问"您最近身体如何"来了解其大致的身体情况。若患者患有精神类疾病，可以寻求其精神科主治医生的协助，在治疗时尽量让患者保持情绪稳定。

者，不管是在进行口腔清洁、氟化物涂抹还是门牙龋坏处理时。口腔医务工作者的态度会直接影响患者的心理状态。将患者的信息分享给所有相关医务人员，找到合适的应对方式，可以大大提升患者对医务人员的信任感和安全感。

口腔诊室能采取的措施和指导

重要的不是有无精神类疾病

事实上重要的不是判断患者是否患有精神类疾病，而是在于掌握了上述知识后，能够随时提醒自己注意鉴别。我们只要能判断"自己工作的口腔诊所是否具备治疗的能力和经验""是否需要精神科或神经内科的介入"以及"疾病状态的紧急度"就足够了。

精神科就诊的基准

在为口腔心身症或轻度焦虑障碍患者进行口腔治疗时，我们应综合考虑。

对于中重度抑郁症、精神分裂症患者，我们要考虑请精神科医生配合共同治疗，特别是在紧急情况（患者自杀倾向强烈或处于狂躁状态等）下，应立即将患者转至精神科医生处。

缓解不安

一般情况下，初诊的患者都难免不安。曾经在口腔治疗方面遭遇的痛苦经历可能会成为一种创伤性刺激，使患者只要一想到这次经历就会回忆起当时的恐惧和疼痛，甚至还会出现身体颤抖、呼吸紊乱（过度呼吸）、恶心（呕吐）等身体不适。

为了避免这种情况，我们要为患者营造一个能让他们感到安全、舒适、自由的环境，用温暖友好的陪伴和笑容缓解他们内心的不安，用一颗真诚守护的心和更周全的考虑，提升患者对我们的信任度。

建立微笑文化

"笑容"有助于全面提升身心健康，也是幸福的源泉。微笑会调动副交感神经，使人感到平静和安心，有助于缓解不安和紧张、消除压力。微笑会刺激大脑分泌荷尔蒙，促进NK细胞（一种能直接攻击癌细胞的自然杀伤细胞，属于白细胞的一种）产生，从而增强机体免疫力[14]。此外，一项以65岁以上老年人为对象的研究发现，相较于几乎每天都会微笑的人群，完全或几乎不笑的人群更容易患上机能障碍疾病[15]。

笔者等人在临床中切实感受到了友好的交流和笑容不仅能缓和气氛，也能让治疗过程变得更顺利。上门问诊也是如此，为了让患者及家属都能变得更加积极乐观，我们开展了"快乐吞咽"活动（图3）。口腔医师、口腔护士、口腔卫生士上门问诊时应时刻保持微笑，医务工作者的乐观情绪会传递给患者及其他护理人员。在实践中使用面部评价量表（图4）进行评价后，我们发现在生活中爱笑的患者的评价数值大多有所改善，他们的心态也更乐观积极了[16-18]。

微笑时，应以眉开眼笑，嘴角上扬，露出牙齿为宜。在诊室中面对患者时，我们也要注意时刻保持微笑，并使用敬语。看着患者的眼睛表达关心，可以快速获得患者的信任。想让患者在放松状态下接受治疗，就应营造出能让他们放松下来的愉快氛围。

对象	吞咽障碍患者
目的	维持患者对吞咽康复的积极性和动力
期间	2017年10月—2020年10月

具体活动	· 舞蹈表演 笔者等人为患者表演舞蹈节目 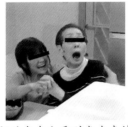 表情惊讶的患者和看到患者表情感到欣慰的家属。	· 唱歌表演 笔者(安藤)唱了一首患者喜欢的歌曲。 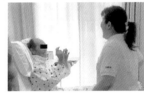 患者在用手打节奏,十分开心。
	· 抚摸宠物 宠物小鸟飞到患者肩膀上一同跳舞。 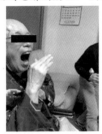 平时不轻易表露情感的患者开怀大笑。	· 做饭 为了让吞咽障碍的患者享受吃饭的过程,我们拟定了一份简单美味的菜谱,让患者制作并品尝美食。 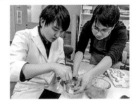 询问进食感想,拉近距离。

为了提升患者对生活的积极性,利用舞蹈、歌曲、做饭等活动拉近与患者间的距离。

图3 快乐吞咽的活动

护理人员告诉我们:"患者很开心,我也很高兴。""感觉医生们都很亲切,很好说话。""很多医生都不会来看望患者,而你们不仅愿意上门检查,还陪患者度过了一段快乐的时光。"认真对待每一位患者,关心患者的精神健康,也是我们的一项重要使命!

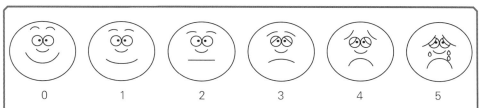

将患者目前的心情分为从"笑脸"到"哭脸"的 6 个阶段。数值越低表示心情越好。在问诊时,请患者对照该图描述目前的痛苦程度,可以让我们更加直观地把握患者的情况。

图4 面部评价量变

结 语

患者的笑容让笔者也深受感染,无论是家属还是工作人员都感到非常开心,气氛也一下子变得非常好。虽然医疗仪器的精度已经越来越高了,但无论医学发展到什么高度,人文关怀都是不可或缺的重要部分。希望我们能迎来更多关爱患者、富有人情味的口腔医务工作者。

参考文献

[1]日本精神神経学会監修, 高橋三郎・大野裕監訳. DSM-5 精神疾患の診断・統計マニュアル. 医学書院, 2014.

[2]日本精神神経学会 精神科病名検討連絡会. DSM-5 病名・用語翻訳ガイドライン(初版). 精神経誌, 2014, 116: 429–457.

[3]Robert KS et al. Psychiatry Essentials for Primary Care. Amer College of Physicians, 2008.

[4]Robert K・他著, 井出広幸, 内藤宏監訳, PIPC 研究会訳. ACP 内科医のための「こころの診かた」. 丸善出版, 2009.

[5]厚生労働省. "平成29年(2017)患者調査の概況". https://www. mhlw. go. jp/toukei/saikin/hw/kanja/17/index. html.

[6]Djernes JK. Prevalence and predictors of depression in populations of elderly:a review. Acta Psychiatr Scand, 2006, 113: 372–387.

［7］Ono Y, et al. Epidemiology of suicidal ideation and help-seeking behaviors among the elderly in Japan. Psychiatry Clin Neurosci, 2001, 55: 605-610.

［8］厚生労働省. "令和元年版自殺対策白書". https://www. mhlw. go. jp/stf/sei-sakunitsuite/bunya/hukushi_kaigo/seikatsuhogo/jisatsu/jisatsuhakusyo2019. html.

［9］Steinberg M, et al. The incidence of mental and behavioral disturbances in dementia:the cache county study. J Neuropsych Clin, 2003, 15: 340-345.

［10］Evans DL, et al. Mood disorders in the medically ill:scientific review and recommendations. Biol Psychiatry, 2005, 58: 175-189.

［11］American Psychiatric Association. Diagnostic and Statistical Manual of Mental Disorders, Fifth Edition. American Psychiatric Association, 2013, 181, 183, 482, 488.

［12］豊福明,吉川達也. 5分でできる 明るい歯科心身医学. 永末書店, 2017.

［13］川村和美.誌上シンポジウム 悩める国民を適切な医療に結びつけるための教育や方法とは. YAKUGAKU ZASSHI 2013, 133: 631-643.

［14］伊丹仁朗・他.笑いと免疫能. 心身医学, 1994, 347: 565-571.

［15］Yudai T, et al. Does laughter predict onset of functional disability and mortality among older Japanese adults? the JAGES prospective cohort study. J Epidemiol, 2020.

［16］安藤麻里子,長谷川翔平ほか. 在宅嚥下障害患者に笑いでQOLを高めよう!.第1回日本在宅医療連合学会大会, 2019.

［17］Gregory Garra, et al. The Wong-Baker pain FACES scale measures pain, not fear. Pediatr Emerg Care, 2013, 29: 17-20.

［18］Tabira Y, et al. Quality of life after esophagectomy for cancer: an assessment using the questionnaire with the face scale. Surg Today, 2002, 32: 213-219.

15 口腔科上门问诊服务

寺本浩平

S先生

68岁,男性,因牙周病护理需要来院就诊。

> 我很喜欢这位口腔医师,所以总会定期来检查,也很注意个人护理……

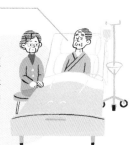

S先生每3个月都会来进行一次牙周病护理,但这次他居然无故取消了预约。以前如果有事来不了,他都会提前告知我们。我很担心,所以给他打了电话,接电话的是他妻子,原来S先生在3个月前突发蛛网膜下腔出血,目前正在住院中。

真糟糕。那你有没有询问患者是否需要口腔科上门问诊服务呢?

问了。他的妻子起初不太了解口腔科上门问诊服务,但听了我的说明后便非常希望能接受这项服务。我们今天上门给他拍了照片,看到这张照片后,我一度怀疑自己是不是看错了。仅仅3个月而已,原本干干净净的口腔居然就变成了这个模样。

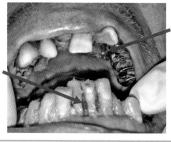

深入齿间的干燥上皮

干燥的口腔黏膜痂皮

在门诊时牙齿状况已经很堪忧了……

S先生的口腔内部(因蛛网膜下腔出血住院3个月后)

嗯……这是难免的。因为脑血管疾病会导致四肢、口腔和咽喉的运动障碍及感觉障碍。无论是患者自己操作还是有家人协助，刷牙都成了一件很困难的事，而且病房里的护士都很忙碌，很难顾及到患者的口腔护理。

嗯……所以我们将定期对S先生进行上门问诊服务，继续为他进行口腔护理。我好想再见见S先生啊，希望他能快点好起来。

相信大家都听过私人牙医应该"照顾患者到最后"的说法吧。但实际上，我们很难完全做到"照顾到最后"。

大家听过"人生阶段"的说法吧？人生阶段是指从出生到死亡的整个过程。例如，现在可以定期来诊所就诊的患者，不代表以后也能持续下去，而且也很少有人会坚持就诊直到去世的前一天。

S先生不是那种会突然无故取消预约的人，所以口腔诊所主动联系了患者家属并了解了真实情况。就算口腔医师有心一直照顾S先生，但如果不付诸行动，不主动联系，S先生的口腔最终还是处于"无人照看"的状态。

所幸这家口腔诊所的上门问诊体制比较完善，足以应对这种情况。如果口腔诊所只提供门诊服务，情况又将如何呢？

情景一："不会再打电话来了"

让我们来看看图1所示的对话案例。乍一看，这种对话看起来非常正常，不过，患者的妻子很有可能"不会再打电话来了"，这是为什么呢？

在"勉强保住了性命"的危急情况下，很少有患者家属会注意到患者在几月几日几点预约了口腔复诊，当然也就不会主动和口腔诊所联系。这个案例可以算是一个比较幸运的案例了，口腔诊所主动联系了患者，这才维系住了双方的关系。实际上，一个得过重病，治疗后又忙于康复训练的患者，基本上不会再来口腔诊所了。

 我先生在3个月前病倒了，目前正在住院。我甚至都不知道他预约了口腔复诊，真的非常抱歉。他虽然保住了性命，但后遗症严重，现在无法开口说话。目前，他正在进行康复训练，住院时间可能会延长……

 这真的太糟糕了……我希望他能尽早康复。我们也期待S先生康复后能再来诊疗。您先生康复之后能联系我们一下吗？

 谢谢你这么用心。他康复后我会让他打电话给您的。今后也请多多关照。

 请让您先生多保重哦。

图1 一家不提供上门问诊服务的口腔诊所与S先生妻子的对话

很多患者在住院后并不会主动与口腔诊所联系，口腔在长期无人照看的情况下会变得十分糟糕（图2、图3）。在上述案例中，该口腔诊所的上门问诊体制比较完善，也能够准确及时地应对，若诊所只提供门诊服务，就只能不断重复图1所示的情形了。

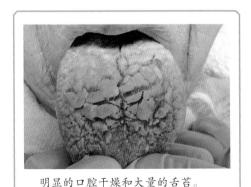

明显的口腔干燥和大量的舌苔。

图2 患者口腔内部(情景一)

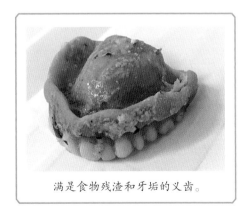

满是食物残渣和牙垢的义齿。

图3 患者口腔内部(情景二)

情景二："没想到居然有上门问诊服务！"

另一种情形是，患者的妻子起初完全不了解口腔科上门问诊服务。人们对"患者需要亲自前往口腔诊所，诊疗只能在诊疗室进行"的印象已经根深蒂固，几乎无人了解口腔科上门问诊服务。

表1展示了针对东京都文京区的护理管理者、居民及护理人员的问卷调查结果。简而言之，目前大多数人都属于"我遇到了困难，但我不知道该怎么办"的情况。口腔科上门问诊服务可以灵活应对各种情况。让更多人知道口腔科上门问诊服务的存在，其实也是口腔专业从业者的一大使命。

> **小贴士**
>
> 护理管理者是指为长期卧床的患者制订服务计划，以保证他们可以接受有效的护理保险服务的专家。服务计划能够给长期卧床的患者以生活上的支持，对他们来说非常重要。

表1　针对东京都文京区的护理管理者、居民及护理人员的问卷调查结果

相关问题	是	否
①您是否有口腔护理或义齿方面的困扰？	89%	11%
②您知道口腔科上门问诊服务吗？	47%	53%
③您是否有进食时呛着或护理方面的困扰？	79%	21%
④您知道口腔科上门问诊服务提供膳食评估指导吗？	37%	63%

进行口腔科上门问诊服务的场所

预约口腔科上门问诊服务的患者一般身处以下三个场所：

■非口腔专科医院

患者被成功救治后，会在医院度过急性期和康复期（图4）。例如，大多数脑血管疾病急性期患者因吞咽功能和呼吸功能无法立即恢复，而必须住院。

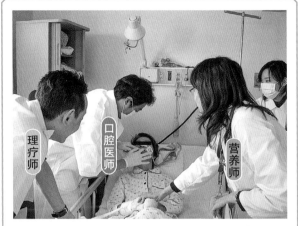

口腔医师在为急救后的患者进行口腔功能管理。

图4　急性期患者在医院进行口腔护理的场景

■ **福利机构**

　　患者在医院康复后回到家中休养，这是最理想的状态。但如果患者家中的护理环境不完善，也可入住福利机构（图5）。特殊护理养老院和老年人保健福利机构等都是只能使用医疗保险的机构，而集体养老院、小规模多功能福利机构以及收费性养老院则可以同时使用医疗保险和长期护理保险。

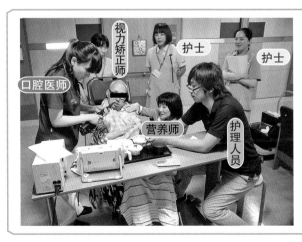

在福利机构与多种职业人员合作并共享信息非常重要。

图5　在福利机构进行内窥镜吞咽功能检查

◼ 住宅（家庭护理）

与医院和福利机构不同，患者家中（图6）没有常驻的专业人员，只能依靠有限的社会资源提供的护理服务。因此，我们要重点关注患者家属的护理疲劳度，并给予其心理上的支持。被认定为需护理的患者，原则上可以同时使用医疗保险和护理保险。

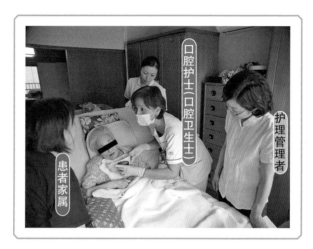

图6　对患者家属及上门护士进行口腔护理指导

上门护理的口腔医务工作者应该怎么做？

 我没有过上门问诊服务的经验，不太了解应该为患者提供哪些帮助。

 上门问诊时，我们需要综合考虑现场情况、患者的家庭情况以及患者及家属的心理状态等多方面内容。因此，我们在上门问诊时需要针对不同的患者制订相应的治疗措施。让我们一起来看看实际情形吧！

 没错！还请您多多指教！

背景

患者（表2）是一名74岁的女性，她因重度阿尔茨海默病卧床不起，现在完全依靠她的先生居家照料。她的先生大约在十年前双目完全失明，在患上阿尔茨海默病之前，一直都是由她照顾丈夫的起居。

表2 患者信息

> ◆ 年龄/性别：74岁/女性
> ◆ 病史：阿尔茨海默病（重度）
> ◆ 护理等级：需护理5级（在家卧床不起）
> ◆ 摄食方式：中心静脉营养
> ◆ 主要家庭成员：丈夫（双目失明）
> ◆ 主诉："想让妻子多少吃一点"（丈夫的希望）

小贴士

管饲分为两种。一是向胃或肠内注入营养（鼻饲、胃造瘘等），二是从血管注入营养（外周静脉注射、中心静脉营养等）。在家庭护理中，前者自由度更高，能够外出，但本案例患者病情比较复杂，可活动范围非常有限。

患者曾是一名保育师，喜欢孩子和鲜花，所以非常渴望能够走出去，却被中心静脉营养问题阻挡了脚步。此外，患者对口腔护理和经口摄食表现出了极大的抵抗，不接受任何食物，所以她先生也只能放弃。丈夫的过度保护，让她十分抗拒其他人的介入。但她先生又"想让妻子多少吃一点"，所以在护理管理者的劝说下，他们同意接受此次上门问诊。

应对

■ 从初诊开始检查

初诊时，患者强烈抗拒口腔护理，所以我们决定给患者进行口腔脱敏疗法，先帮助患者放松口周围肌群，待患者的紧张感和抗拒感逐渐消退后，我们就可以开始每周一次的口腔护理了（图7）。

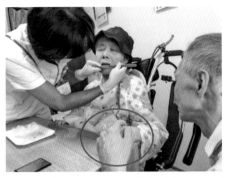

先按摩口周围肌群，再进行口腔护理。考虑到这是一名失智症患者，身体接触会比语言更能让患者安心，所以进行口腔护理时可以请她先生握住她的手。

图7　口腔医务工作者正在进行口腔护理

随后，我们评估了患者的吞咽功能。结果显示，患者有严重的食欲不振（没有进食欲望），在咽喉期没有发现误吸或食物残留情况（图8）。因此，口腔医师对上门护理人员（家政服务人员）和上门护士进行了指导，通过利用患者喜欢的经口摄食方法，逐渐增加食物种类和数量。3个月后，患者实现了一日两次的经口摄食（图9）。

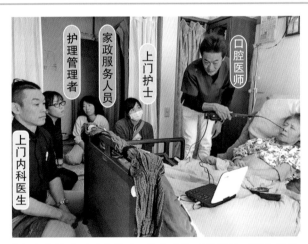

进行内窥镜吞咽功能检查，通过对护理效果的可视化评价，可以提升患者对口腔护理的接受度。

图8　口腔医师正在进行内窥镜吞咽功能检查

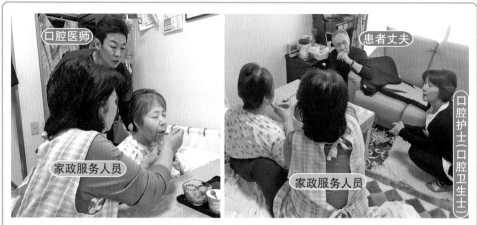

接受口腔医师的指导后，口腔护士（口腔卫生士）单独上门时家政服务人员也能自行喂食。

图9　口腔医师正在详细指导喂食方法

■ 胃造瘘

　　口腔医务工作者在单独上门进行口腔护理时，建议患者丈夫将患者现在使用的全胃肠外营养改成胃造瘘，这样就可以实现患者外出的愿望了。她先生起初误以为"胃造瘘后就不能吃任何食物了"，后来在上门内科医生和口腔医师的共同解释下了解胃造瘘

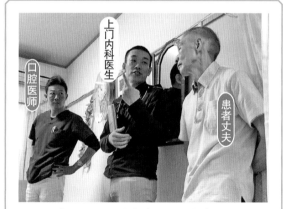

通过同时使用胃造瘘和经口摄食的方法，可以逐步实现"外出"目标。

图10　与上门内科医生一起向家属解释

的优缺点后，最终同意胃造瘘（图10）。

■ 实现"外出"

　　同时使用胃造瘘和经口摄食（图11）后，只要再准备一个移动工具，就可以实现患者"外出"的愿望了，所以我们建议她先生购买了轮椅。此外，为了增加社会参与度，在我们的推荐下，他们开

始接受口腔医务工作者的日间护理服务。另外，在家政服务人员的陪同下，这对夫妇每周都会"外出"1～2次。

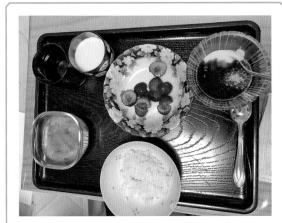

患者的吞咽功能正常，可以根据患者的喜好制订饮食计划。

图11　一日二餐的饮食内容

思考

在这个案例中，最重要的一点是应该了解患者主诉的最终目标。口腔医务工作者应努力扭转"强烈抗拒→无法进行口腔护理→没有进食欲望→持续进行TPN→无法外出"的"恶性循环"，并在每个阶段做好应对措施。

这个过程包含表3所示的四种支援方式。即便是同一种支援方式，也可能需要从不同的角度来进行分析。在遇到困难时，先思考这四种支援方式的缺点，也许就能给我们带来一些启发。

接受口腔科上门问诊服务后的第三年，患者去世了。她先生马上联系了口腔医务工作者，并在电话里用颤抖的声音说："和妻子在一起的最后3年……是你们给了我们全新的生活。谢谢你们……"后来，我们登门为患者敬香时，双目失明的丈夫在遗像前说："这是她笑得最开心的照片……"。他选择的遗像是口腔医务工作者上门期间拍摄的照片（图12）。

表3　四种支援方式

支援方式	概要	在本案例中
①改善型支援	治疗/训练法	针对抗拒口腔护理的问题，从消除感觉过敏和按摩开始，分阶段进行口腔干预治疗
②实际支援	代偿法	针对喂食的方法，不对双目失明的丈夫进行指导，而是直接指导上门护士、家政服务人员等
③信息提供型支援	环境改善法	说明胃造瘘的作用并促成安装；提供日间护理服务和轮椅使用等信息，在护理管理者的协助下"外出"
④移情支援	心理法	多花时间倾听这对夫妇迄今为止的经历和痛苦，在丈夫和口腔医务工作者之间建立牢固的信任关系

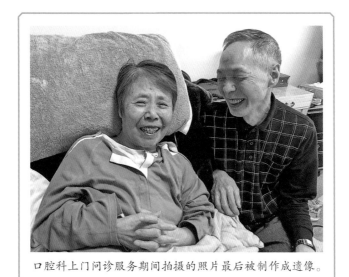

口腔科上门问诊服务期间拍摄的照片最后被制作成遗像。

图12　患者的笑脸

结　语

　　患者来诊疗室一般都是为了进行口腔治疗，他们的需求是比较明确的。然而，如果他们无法定期前往诊所，而且生活习惯也发生了重大改变，麻烦事也会随之不断。

从门诊转到上门问诊时，我们要认识到口腔科上门问诊服务绝不是口腔治疗的出差服务。此外，在上门问诊的现场，我们还需要认真观察患者家属和其他人员的"微妙情感"。

在上述案例中，我们必须时刻牢记自己的最终目的是"让患者能够愉快进食""让患者能够正常外出"。在此基础上，了解其他行业人员的职能和立场并妥善相处，也是口腔医务工作者需要具备的技能（图13）。但是，这种方式有别于在诊室中的相处，难度也会相对更大，但有时候我们只是耐心倾听患者说话，就能大大提升他们的满意度。口腔护士（口腔卫生士）比口腔医师更应该具备这种能力。希望大家都能在"老年人的口腔科上门问诊服务"中发挥最大作用。

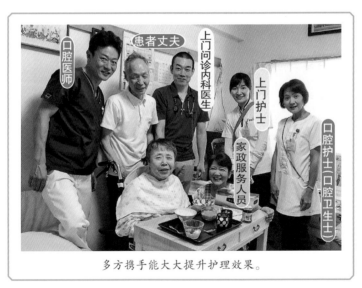

多方携手能大大提升护理效果。

图13　围在患者身边的各行业人员

参考文献

[1]寺本浩平. 最期まで診る歯科医院をつくろう!感動する訪問歯科診療への第一步. 永末書店, 2020.

[2]寺本浩平・寺本民生. 誤嚥性肺炎で困らない本. 河出書房新社, 2017.

编者后记

●在这个"人生百年"的时代，口腔诊所也需要设置能够陪同患者走完整个人生旅途的私人牙医，让所有年龄段的患者都能积极进行口腔健康维护。尤其是针对老年患者，更应根据他们的衰老变化、身心功能的个体差异以及社会背景等采取相应的措施。

●本书通过两个漫画人物之间的对话、照片及插图，真实模拟15个口腔诊疗场景，直观阐明高龄口腔科诊疗的重要技巧和应对方法。各位读者不仅可以将其当作一本入门书，也可在临床日常的各个场合将其视为参考资料。

●最后，由衷感谢编著者户原玄医生，以及所有在策划方面鼎力相助的执笔者。

（今井）

■"在电车上要给老人让座"——这应该是每个人从小就明白的道德和礼仪。大部分人都认为"年轻=身强体壮、健康""年长=体弱多病"，但这只是一个平均数据罢了，利用这一平均数据来分析眼前的随机个体，事实上并不合理。

■可能本书对已经参与过临床实践的人来说，犹如班门弄斧。现实中患者的性格、生活环境和健康状况千差万别，很少有人可以完全做到不以"老年人"为标准来评价患者的能力和功能，并最大可能地识别所有风险因素。希望这本书能成为"难以兼顾所有因素"的读者们进行高龄者口腔诊疗的辅助工具。

（泷田）

◆2020年9月，日本厚生劳动省宣布百岁以上的老年人口首次突破8万。沐浴着日本的"长寿"空气，我的祖母也迎来了她人生的第94个年头，不过她依旧可以骑自行车出门，和朋友一起参加瑜伽和合唱活动（我有点担心她骑车出门，但她的身体非常健康）。我祖母居住的埼玉县，每10万人中百岁以上的人口比例是日本最低的，但我相信她定能为这个比例做出贡献。

◆对于我这个远在他乡的孙子，祖母向来都是报喜不报忧。但不难想象在日常生活中，她一定得到了医生、护理人员及当地的其他工作人员的帮助和支持。老年人的身体不适症状、生活方式和健康状况因人而异。希望这本书能为有志于高龄口腔科的口腔医务工作者提供一些专业层面上的帮助，使他们更加得心应手。

（志村）

执笔者一览

编著

户原玄
（口腔医师）
东京医科齿科大学
研究生院医齿学综合研
究科
医齿学系
老化控制学讲座
进食吞咽康复学领域

原豪志
（口腔医师）
东京医科齿科大学
研究生院医齿学综合研
究科
医齿学系
老化控制学讲座
进食吞咽康复学领域

若杉叶子
（口腔医师）
医疗法人社团悠翔会
悠翔会家庭诊所口腔诊
疗部（东京都）

作者
（按撰写顺序）

须佐千明
（口腔医师）
东京医科齿科大学
研究生院医齿学综合研
究科
医齿学系
老化控制学讲座
进食吞咽康复学领域

古屋纯一
（口腔医师）
昭和大学齿学部
高龄口腔科学讲座

吉田早织
（口腔医师）
东京医科齿科大学
研究生院医齿学综合研
究科
医齿学系
老化控制学讲座
进食吞咽康复学领域

下平刚
（口腔医师）
东京医科齿科大学
研究生院医齿学综合研
究科
医齿学系
生物支持组织学讲座
牙周病学领域

藤井政树
（口腔医师）
昭和大学齿学部
种植齿科学讲座

山口浩平
（口腔医师）
东京医科齿科大学
研究生院医齿学综合研
究科
医齿学系
老化控制学讲座
进食吞咽康复学领域

畑佐将宏
（口腔医师）
东京医科齿科大学
研究生院医齿学综合研
究科
医齿学系
生物支持组织学讲座
牙周病学领域

谷口祐介
（口腔医师）
福冈齿科大学
咬合修复学讲座
口腔种植学领域

中根绫子
（口腔医师）
东京医科齿科大学
研究生院医齿学综合研
究科
医齿学系
老化控制学讲座
进食吞咽康复学领域

片桐sayaka
（口腔医师）
东京医科齿科大学
研究生院医齿学综合研
究科
医齿学系
生物支持组织学讲座
牙周病学领域

水谷慎介
（口腔医师）
九州大学 研究生院齿
学研究院附属OBT研
究中心

长谷川翔平
（口腔医师）
东京医科齿科大学
研究生院医齿学综合研
究科
医齿学系
老化控制学讲座
进食吞咽康复学领域

吉见佳那子
（口腔医师）
东京医科齿科大学
研究生院医齿学综合研
究科
医齿学系
老化控制学讲座
进食吞咽康复学领域

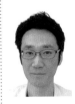
中川量晴
（口腔医师）
东京医科齿科大学
研究生院医齿学综合研
究科
医齿学系
老化控制学讲座
进食吞咽康复学领域

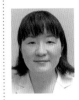
安藤麻里子
（口腔医师）
东京医科齿科大学
研究生院医齿学综合研
究科
医齿学系
老化控制学讲座
进食吞咽康复学领域

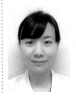
黑泽友纪子
（口腔医师）
东京医科齿科大学
研究生院医齿学综合研
究科
医齿学系
老化控制学讲座
进食吞咽康复学领域

久保田一政
（口腔医师）
东京医科齿科大学
研究生院医齿学综合研
究科
医齿学系
老化控制学讲座
高龄口腔科学讲座

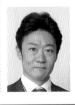
寺本浩平
（口腔医师）
医疗法人社团LSM
寺本内科口腔诊所
（东京都文京区）
日本大学齿学部
进食功能治疗学讲座